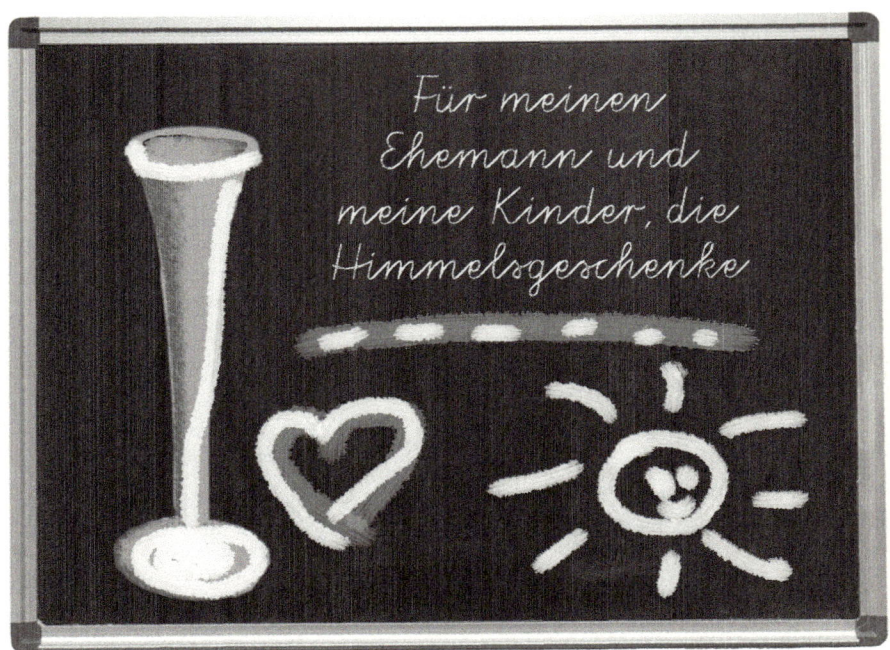

Für meinen
Ehemann und
meine Kinder, die
Himmelsgeschenke

*Bibliografische Information der Deutschen Nationalbibliothek:*
*Die Deutsche Nationalbibliothek verzeichnet diese Publikation in der Deutschen*
*Nationalbibliografie; detaillierte bibliografische Daten sind im Internet über*
*http://dnb.d-nb.de abrufbar.*

| | |
|---|---|
| 1. Auflage | Dezember 2014 |
| © 2014 | edition riedenburg |
| Verlagsanschrift | Anton-Hochmuth-Straße 8, 5020 Salzburg, Österreich |
| Internet | www.editionriedenburg.at |
| E-Mail | verlag@editionriedenburg.at |
| Lektorat | Dr. Heike Wolter, Regensburg |
| | Anna Rockel-Loenhoff, Unna |
| | |
| Bildnachweis | Tafel auf Cover © contrastwerkstatt - Fotolia.com |
| | Kreidetafel im Buchblock © Stauke - Fotolia.com |
| | |
| Satz und Layout | edition riedenburg |
| Herstellung | Books on Demand GmbH, Norderstedt |

ISBN 978-3-902943-76-7

# Hebamme Anna-Maria Held

# Der ganz normale Hebammenwahnsinn

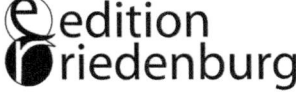
edition riedenburg

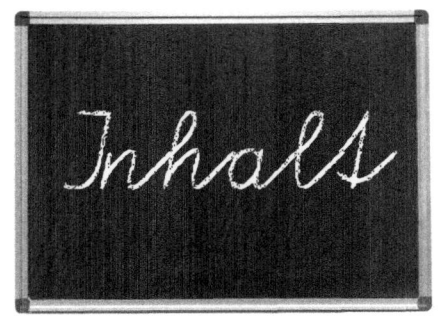

# Inhalt

Korrektes Vorwort

# Die individuelle Hebamme

Es gibt unterschiedliche Arten der Gattung „Hebamme". Niemand wird das bestreiten. Karikaturistisch überzeichnet existieren nur drei „Hauptarten"

Zum einen gibt es die klischeetreue Hebamme.

Wie sieht die so aus?

In der Regel ungeschminkt. Sie trägt nicht viel Schmuck. Einen Ehering vielleicht. Und eventuell auch eine Kette mit einem Anhänger. Der besteht meist aus einem Stein, der sie ausgleicht. Sie lebt vegan, trinkt keinen Alkohol, hat noch nie eine Paracetamoltablette eingeworfen und kennt sich mit allen Gesetzen der Homöopathie aus.

Sie reißt sich ein Bein dafür aus, dass Schwangere selbstbestimmt die Vorzüge der außerklinischen Geburtshilfe in Anspruch nehmen, und das andere Bein dafür, dass diese ihr Kind stillen kann.

Kaffee trinkt sie meistens nicht, lieber einen Yogitee. Yoga macht sie übrigens auch. Und Pilates. Sie hat um die vier Kinder, die natürlich alle per Hausgeburt auf die Welt gekommen sind. Sie meidet den Gynäkologen (und den Großteil der Schulmedizin) wie ein Vampir die Sonne.

Auto- und Klamottenmarke sind ihr völlig gleich. Das Auto muss nur fahren und darf ihr nicht unter dem Hintern wegrosten. TÜV ist auch nicht so wichtig. Die Kleidung sollte aus Baumwolle oder Leinen sein und aus ökologischem Anbau. Sie nimmt an jeder Hebammendemonstration teil und verteilt Petitionenunterschriftenlisten. Sie ist Hebamme mit Leib und Seele und auch nachts erreichbar. Die Burnoutgefahr ist groß.

Obwohl es ihr finanziell nicht besonders gutgeht, würde sie auch umsonst arbeiten. Sie hat Verständnis für jede Schwangere, und lässt sie sein, wie sie ist. Niemals kommt der Satz „Diese Frau ist anstrengend" über ihre Lippen.

Die Hebamme des anderen Extrems ist eine Perlenpaula, die ungeschminkt niemals das Haus verlässt. Ihr Ehemann ist Herz-Thorax-Chirurg oder übt irgendeinen anderen total megabezahlten Beruf aus. In ihrer Existenz fühlt sie sich daher nicht bedroht, aufs Geld ist sie nämlich nicht unbedingt angewiesen. Sie trägt teure Klamotten, echten Schmuck und schweres Parfum. Der Friseur und die Kosmetikerin sind feste Bestandteile ihres Lebens.

Gern unternimmt sie Besuche im Solarium. Sie ackert immer wieder wie ein Pferd, auch an den Wochenenden, erkennt aber rechtzeitig ihre Grenze und zieht sie dann auch ganz strikt. Die Burnoutgefahr ist nicht so groß. Sie geht täglich joggen oder reiten und hat einen Dackel. Ihr Auto ist entweder ein Zweisitzer-Sportwagen (teuer natürlich) oder ein fetter Geländewagen (auch sauteuer). Vielleicht hat sie aber auch beide Varianten.

Sie rechnet korrekt ab, nie zu ihrem Nachteil, und kennt jede legale Möglichkeit, aus einer Rechnung noch etwas mehr rauszuholen. Sie liebt Kaffee und Champagner. Auch sie betreut jede Schwangere aus jeder Klientel, ist aber nicht ganz so Mutter-Teresa-mäßig drauf wie die oben beschriebene Kollegin.

Sie arbeitet nach einer festen „Wenn, dann"-Struktur. Hausgeburten und Stillen findet sie zwar unterm Strich auch besser als primäre Sectios und primäres Abstillen. Ihr Seelenheil hängt allerdings nicht so sehr davon ab.

Die dritte Hauptart ist irgendwo dazwischen. Und natürlich: Es gibt noch viele, viele Zwischenarten und Zwischenzwischenarten. Da kann sich jede irgendwie wiederfinden. Da bin ich mir sicher.

Fachlich ist jede Hebamme auf ihre Art und Weise gut, denn alle haben trotz aller Unterschiede eines gemeinsam: Sie möchten das Beste für Mutter und Kind. Es führen viele Wege nach Rom. Nicht nur einer.

Natürlich kommt menschlich nicht jede Hebamme mit der anderen Hebamme klar. Unter Frauen ist das auch manchmal sowieso eine Sache.

Und außerdem: Jede Hebamme ist auch nur ein Mensch.

Mit Macken.

# Die individuelle Schwangere und Wöchnerin

Genauso, wie es unterschiedlichste Hebammen gibt, gibt es unterschiedliche zu betreuende Schwangere und Wöchnerinnen.

Unterschiedliche Kulturen. Altersunterschiede. Das wievielte Kind? Alleinstehend oder in einer Partnerschaft? Mit Vorerkrankungen oder völlig gesund? Sozial gut oder eher schwach gestellt? Abitur / akademischer Abschluss oder nach der sechsten Klasse die Schule abgebrochen?

Und, und, und, und.

Auch sie haben eines gemeinsam: Sie möchten betreut werden. Das haben wir Hebammen im Fokus. Fachlich geben wir unser Bestes. Es ist uns egal, wie gut oder schlecht die Frauen gestellt sind. Wir betreuen sie, weil wir finden, dass es unsere Aufgabe ist.

Wir machen da keine Unterschiede, und trotzdem betreuen wir sie individuell.

Es gibt Frauen, die möchten Hebammenbetreuung und brechen den Kontakt dann doch abrupt ab. Das muss akzeptiert werden. Ist deren Entscheidung. Und mehr als uns dann juristisch korrekt zu verhalten und uns zu reflektieren, können wir nicht. Andere Frauen besuchen wir länger. Ist auch deren Entscheidung. Jede so, wie sie das haben möchte.

Die eine Frau setzt gern jeden Vorschlag sofort um, der von uns kommt, weil sie sich das alles gut vorstellen kann, was wir sagen. Die menschliche Wellenlänge scheint da zu stimmen. Bei der anderen Frau stimmt die menschliche Wellenlänge irgendwie nicht so und sie zweifelt viel an dem, was wir sagen, oder hält sich lieber an andere Ratgeber. Das ist dann so. Wir haben die Frau dann einfach nicht richtig verstanden, oder sie uns nicht, weil wir es ihnen nicht so erklären konnten, wie sie das gebraucht hätte. Der gemeinsame Nenner fehlt. Muss man einfach einsehen.

Jede Schwangere und Wöchnerin ist eine Herausforderung für uns. Die eine nehmen wir nicht so als Herausforderung wahr, weil das eine einfache Geschichte ist. Bei der anderen kann das schon wieder ganz anders aussehen.

Manche Frauen sind Algebra (Das liegt mir persönlich.) und manche sind Geometrie (Das ist mir ein Rätsel.).

Unser Ziel ist es (zumindest sehe ich das so), jede Schwangere und Wöchnerin so zu betreuen, wie sie es braucht, wie sie es möchte und auch, wie die Situation das erfordert. Keine Frau wird gedanklich schlecht gemacht, aber mit all ihren Eigenheiten eben wahrgenommen. Das hat nichts mit herablassendem Gehabe zu tun.

Manchmal passiert es, dass eine Herausforderung nicht gemeistert werden kann. Das muss man für sich erkennen und die Konsequenzen daraus ziehen.

Niemand hält sich für den Messias der Hebammenwissenschaften. Das nehme ich zumindest an. Herausforderungen, an denen wir scheitern, sollten uns immer dazu veranlassen, uns zu fragen: „Was hätte ich anders machen können?"

Und dann macht man das beim nächsten Mal eben anders. Oder auch nicht. Je nachdem, was unsere Reflexion so ergeben hat.

Wir wachsen am meisten an den Frauen, die Geometrie sind.

# Unterricht mit der Hebamme

Eigentlich wollte ich ja Lehrerin werden. Bin ich dann aber doch nicht geworden. Trotzdem schmeißt mir das Universum die Schule immer wieder mal gezielt in mein Leben.

Nachdem mein Examen an der Hebammenschule ungefähr fünf Jahre hinter mir lag, schien es an der Zeit zu sein, mich wieder einer Schule zu nähern.

Und so kam doch prompt die Anfrage einer Lehrerin ins Haus geflattert: Ob ich nicht Lust hätte, der neunten Klasse einer Gesamtschule im Landkreis etwas über die Hebammenarbeit zu erzählen. Frau Meier meinte, mein „Unterricht" fände im Rahmen des aktuellen Präventionsprojektes für Teenagerschwangerschaften statt.

Mit Simulationspuppen, wie man sie aus dem Fernsehen kennt. Die haben einen eingebauten Microchip. Auf den wird programmiert, um wie viel Uhr das „Baby" schreit. Und vor allem, warum es schreit.

Möchte es auf den Arm genommen werden? Hat es Hunger auf sein Fläschchen? (Gestillte Modelle gibt's noch nicht, diese Babys sind komplette Flaschenkinder. Es wird sicher schon an Upgrades gearbeitet.) Möchte es gewickelt werden?

Der Chip kann anhand eines weiteren Chips im Armband der „Mutter" oder des „Vaters" erkennen, ob und wie das Baby beruhigt wurde. Hinterher gibt's dann via PC eine Auswertung darüber, wie lange das Kind geschrien hat und auch, ob es eventuell geschüttelt worden ist.

Da ich schon Erfahrung bei dieser Art Unterrichts-Projekten gesammelt hatte, die immer recht witzig verliefen, sagte ich zu.

Und eines Montag Morgens packte ich meine Federwaage mit Tuch, mein Hebammen-Hörrohr und ein paar Globuli – schließlich musste ich ja authentisch wirken – in meine Hebammentasche und trat vor eine 20-köpfige Schulklasse.

Alle hatten ihre „Babys" dabei, manche schrien gerade, wurden gewickelt oder geflaschelt. Mit einem Wort: Es ging recht zu.

Nach dem durch Babygeschrei unterbrochenen Anfangsgeplänkel – „Mein Name ist so und so, ich arbeite als Hebamme, bin so und so alt und wurde neulich gefragt, ob ich vielleicht blablabla und dann sagte ich natürlich blablabla und so weiter und so weiter" – ging es mit den ersten Fragen los.

*„Was macht eine Hebamme denn eigentlich?"*

Die Frage gab ich direkt zurück: „Was glaubt Ihr denn so? Ideen?"

*„Gucken, wie es dem Baby geht?"*

„Stimmt. Und wann so?"

*„Na, wenn's noch im Bauch ist und wenn's dann auf der Welt ist."*

„Stimmt auch."

*„Gucken, wie es der Mutter geht?"*

„Ja, stimmt. Wann so?"

*„Na, wenn sie noch schwanger ist und auch danach?"*

„Genau."

*„Das Baby auf die Welt bringen?"*

„Nein, das macht die Mutter selbst, aber die Hebamme darf sie dabei unterstützen."

*„Dem Baby die Brust geben?"*

„Nein, das macht die Mutter auch selbst. Früher gab es Stillammen. Jetzt nicht mehr. Jetzt gibt's Kunstnahrung. Ob die Abschaffung der Stillammen so falsch war, möchte ich bezweifeln."

*„Der Mutter zeigen, wie man das Baby wickelt und badet?"*

„Auch. Ja."

*„Das Baby wiegen?"*

„Durchaus mal."

*„Gibt doch auch so krasse Wochenbettdepressionen, oder? Die Hebamme kennt so was bestimmt und tröstet die Mutter dann, glaub ich."*

„Nicht schlecht!"

Grundsätzlich waren sie also informiert.

*„Wenn die Mutter Fragen hat, kann die Hebamme die beantworten."*

„Nicht alle. Aber wir versuchen unser Bestes."

*„Und Kurse auch, oder?"*

„Ja. Zum Beispiel?"

*„Na Geburtsvorbereitungskurse, wo die alles über Geburt und so lernen."*

„Unter anderem. Ja. Und sonst so?"

*„Kurse, in denen die Frauen sich zurückbilden und abnehmen können."*

„Fast. In Rückbildungskursen sollen sich alle schwangerschafts- und geburtsbedingten Veränderungen wieder zurückbilden. Die Frauen bilden sich nicht zurück. Die bleiben ganz."

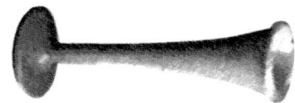

Diese neunte Klasse hatte sich gut vorbereitet. Prima!

Theoretisch zumindest. In der Praxis schrien gerade fünf Puppen gleichzeitig, und keine wollte gewickelt oder gefüttert werden.

Als Frau Meier das Projekt etliche Wochen zuvor vorgestellt hatte, gluckerten die Teenies noch freudig:

*„Ist ja nur 'ne Puppe, wird schon irgendwie gehen."*

Doch spätestens jetzt, nach der ersten durchwachten Nacht, wurde allen klar: Shit! Diese Puppen lassen sich ja gar nicht ausschalten!

Zumindest nicht von den Teilnehmern selbst.

Klar, bevor ein Jugendlicher vor lauter Verzweiflung aus dem Fenster sprang, gab es immer eine Notrufnummer, die gewählt werden konnte – auch nachts –, wenn die Totalüberforderung eintreffen sollte. Noch hatte keiner davon Gebrauch gemacht, aber die Handys lagen wohl schon gezückt neben den Betten.

„Und? Wer möchte in absehbarer Zeit ein echtes Baby bekommen?", fragte ich in die müde aussehende Runde.

Niemand meldete sich.

*„Lieber bringe ich mich um!", stöhnte Marina kichernd.*

*„Nee, Alter. Das weiß ich zu verhindern", wusste Erdal.*

„Und wie?", griff ich diese Antwort auf.

*„Na mit Verhütung und so."*

„Stimmt. Wie kann die aussehen?"

*„Kondom?"*

„Jawoll."

*„Diaphragma?"*

„Auch."

*„Sterilisieren lassen?"*

„Irgendwann, wenn Ihr genug Kinder habt. Dann ja."

*„Wie geht das überhaupt? Sterilisieren?"*

„Ja, wie geht das? Ich geb die Frage mal zurück. Ideen?"

*„Bei der Frau alles raus, wo sich was einnisten kann? Gedärme und so. Oder Gebärmutter. Beim Mann kommen die Eier also ich meine Hoden ab, oder?"*

„Naja. Nicht ganz. Ein Thema für später. Welche Verhütungsmethode fällt euch noch ein?"

*„Ins andere Loch?"*

„Was???"

*„Äh nix."*

*„Vorher rausziehen, bevor der Mann kommt?"*

„Nein."

*„Gar keinen Sex machen?"*

„Ja. Zum Beispiel."

*„Kalt duschen?", fragte Ole.*

*„Hä, wie verhütet man damit denn?" Reiner konnte sich darunter rein gar nichts vorstellen.*

*„Na, der Mann kriegt dann keinen hoch, du Spast. Weißt du gar nichts?"*

*„Hebamme is irgendwie auch voll Arzt, oder? Haben Sie auch Ultraschall und so?"*

„Nein. Und nein. Wir haben Hände, ein Maßband und ein Gefühl."

Meine Freundin, begeisterte Klinikgynäkologin, war sehr erstaunt und begeistert, als ich ihr in der 18. Schwangerschaftswoche sagen konnte, wie ihr Baby in ihrem Bauch lag und wie groß es in etwa war. Und das ganz ohne Strom.

*„Was war denn so das Krasseste, was Sie je erlebt haben?", wollte Manuela wissen.*

„Krass" ist an sich ja ein großes Wort. „Krass furchtbar", „krass toll", „krass beeindruckend", „krass normal", „krass cool", „krass happyend-mäßig" ... Alles wäre da möglich.

Wollen wir es nicht einfach „Krasse Fallbeispiele" nennen? „Krasse hypothetische Fallbeispiele"?

Ja. Es sind krasse hypothetische Fallbeispiele. Krass verändert, krass auf den krassen Punkt gebracht, krass wertungsfrei.

Bei jeglichem „Das ist aber nicht okay, das so zu schreiben!" verweise ich sofort auf das krasse Vorwort.

Und beginne mal mit dem krassen Paul.

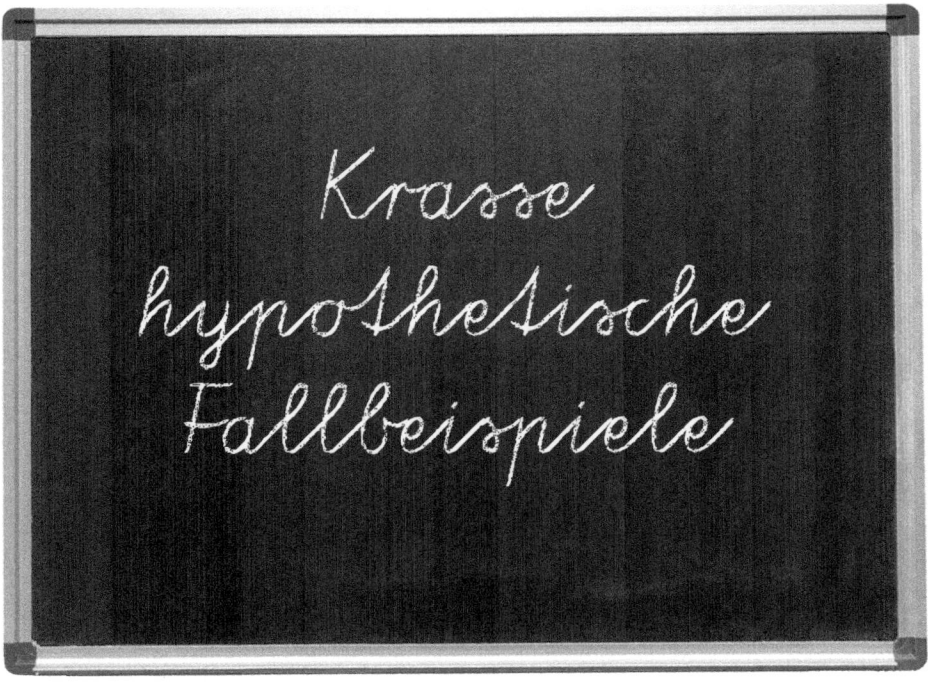

# Alles wie immer
# da unten

„Du, die Mandy hat ja die Krankenschwesterausbildung, ne?", berichtete Paul, während er Mandy auf dem Sofa fest umschlungen hielt und manisch ihren schwangeren Bauch streichelte. „Das müsste doch irgendwie gehen, dass die dann so 'ne Art Hebammenworkshop oder so macht." (Während er „Hebammenworkshop" sagte, legte er seine Stirn in tiefste Falten und imitierte mit seinen Fingern Anführungszeichen.) „So was kann man doch übers Wochenende alles lernen, oder? Kann ja nicht so schwer sein. So ein bisschen Kindwiegen und so."

Ich liebe es ja sehr.

Diese Wertschätzung meines Berufes.

„Jedenfalls wär das, glaub ich, ganz gut für die Mandy, wenn die sowas mal machen würde. Weißte, dann kann die vormittags, wenn das Kind dann in der Krippe ist, ein bisschen durch die Gegend zu den Frauen fahren und dann nachmittags oder abends – weil vielleicht kommt's auch gleich in den Ganztag, das Kind, hat uns ja auch nicht geschadet – ist die Mandy dann wieder zu Hause. Dann kommt die einfach auch mal raus und findet ja vielleicht dadurch auch ein paar neue Freundinnen."

Mandy lächelte verklärt und nickte begeistert, während sie im Liebesschwitzkasten ihres Freundes verharrte.

Oh. Mein. Gott.

Das war übrigens ein Hausbesuch. Ich hatte die Uhr im Auge, denn bereits in 20 Minuten erwartete mich die nächste Familie. Seit eben diesen 20 Minuten saß ich schon hier und wurde mit Ideen wie der genannten überhäuft.

Das Schlimme daran war, dass ich irgendwie begeistert und bejahend darauf antworten musste, denn alles andere hätte endlose Monologe von Paul zur Folge gehabt. Das kannte ich schon. Paul laberte mich jedes Mal in Grund und Boden.

Die Tochter seines Kumpels würde mit drei Jahren noch immer gestillt werden. Wie ich denn das so sähe. Und die Frau seines Chefs, die sei auch schwanger, wie die Mandy. Auch genauso weit schon. Allerdings sei Mandys Bauch viel kleiner. Ob die Frau seines Chefs jetzt vielleicht schon Schwangerschaftszucker hätte?

„Sag doch mal, du als Fachfrau! Kann ich der vielleicht irgendwas Schlaues dazu raten?"

„Nimm's mir nicht übel, Paul, aber wir müssten jetzt mal zum Wesentlichen kommen. In 20 Minuten muss ich bei der nächsten Frau sein. Mandy, was macht das Sodbrennen? Ist es besser?"

„Ach watt, weißte, wie lange WIR immer bei der Frauenärztin warten müssen? Zwei Stunden sind gar nichts! Lass dir hier ruhig mal Zeit! Bist ja nicht auf der Flucht, nä?", dröhnte Paul und streichelte seine Frau so euphorisch, dass ich kurz ein Kopulieren befürchtete.


Ein paar Wochen später saß ich wieder bei Paul und Mandy auf dem Sofa. Mit angespitzten Poknochen, denn auch nach diesem Hausbesuch wartete bereits die nächste Frau auf mich.

Mandy und Paul waren nun endlich zu dritt.

Liam war geboren worden und lag selig schlafend in einer Decke eingekuschelt auf dem Sofa.

Paul tauschte auch hier wieder intimste Kuscheleien mit seiner Mandy aus.

„Wie klappt's mit deiner Verdauung, Mandy? Warst du nach dem Kaiserschnitt schon zum großen Geschäft?"

Ja, war sie.

Paul schaltete sich ein. Wieder mit tiefsten Stirnfalten, die mir bedeuten sollten, jetzt aber genau hinzuhören, denn nun ging es wieder um etwas sehr Wichtiges.

„Du, als unsere Hebamme, müsstest du, wenn du die Mandy nach ihrem Stuhlgang fragst, uns nicht auch fragen, wie es mit dem Geschlechtsverkehr so läuft?"

Iiiih! Nee.

„Was Großes muss raus, was anderes Großes geht rein. Höhöhöhöhö. Verstehste? Verstehste? Höhöhöhö!"

Ja. Ich verstand. Leider.

„Sorry Paul, das liegt nicht in meinem Kompetenzbereich. Vor fünf Tagen hat deine Frau entbunden. Die Frage nach dem Geschlechtsverkehr erspare ich uns allen logischerweise. Und um ehrlich zu sein: Das wären mir viel zu viele Informationen. Danke. Aber: Nein, danke. Darf ich mal deinen Bauch abtasten, Mandy? Könntest du dich dafür mal ganz kurz aus Pauls Polizeigriff lösen?"

„Ach watt, nun hab dich mal nicht so", fand Paul. „Das ist auch 'ne interessante Information für alle anderen Frauen und vor allem ihre Männer! Das lässt die Frage ,Kaiserschnitt ja oder nein' noch mal ganz anders ausgehen. Denn, und jetzt hör gut zu: Zweimal am Tag ist GAR nichts! Alles wie immer bei Mandy da unten! Nach so 'ner normalen Geburt, wo alles zerfetzt, geht das so schnell bestimmt nicht wieder so reibungslos!"

Während ich Mandys Gebärmutter über den Bauch abtastete und es gar nicht fassen konnte, was meine armen Ohren sich da anhören mussten, nickte Mandy auch hier wieder mit leuchtenden Augen.

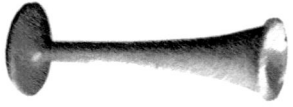

„Ist dann da echt alles zerfetzt da unten nach einer normalen Geburt?" Elsa schien bereits jetzt darüber nachzudenken, sich doch sofort sterilisieren zu lassen.

„Quatsch", meinte Melanie. „Ich glaub', der Paul wollte einfach irgendwas Cooles sagen, oder?"

Die Frage ging an mich. Tja nun. Ja. Glaub ich auch.

„Voll der Spast", murmelte Ole.

„Ole, wenn du noch einmal Spast sagst, schick ich dich raus", drohte die Lehrerin.

„Ja, sorry."

*„Und,", überlegte Melanie unbeirrt weiter, „so ein Kaiserschnitt, da wird ja auch kein schicker Reißverschluss in den Bauch gezaubert, den man einfach nur auf- und zumachen muss. Hab ich alles schon bei youtube gesehen. Voll schlimm, wie der Bauch da aufgerissen wird und so. Gibt's doch in der Natur auch nicht. Die Natur weiß schon, was gut ist, oder?"*

Schlaues Kind.

*„Mal 'ne andere Frage", meldete sich Steven. „Wann werden Sie eigentlich zum ersten Mal von den Schwangeren angerufen? Wenn die Geburt losgeht?"*

Nein, ich mache ja keine Geburtshilfe.

Und außerdem: Ich kann nicht tausend Frauen auf einmal betreuen, daher melden die sich am besten schon während der Schwangerschaft.

Es gibt aber leider viel zu viele, die sich echt viel zu spät melden.

## Latifeh gern putzen

Eines Nachmittags klingelte mein Telefon.

„Tag. Hassan mein Name. Ich suchen Hebamme für mein Frau."

„Wann ist denn der errechnete Entbindungstermin", fragte ich.

„Nix Termin. Kind ist schon da. Seit gestern. Morgen wir gehen nach Hause. Kommssudann?"

Ich sagte zu und vereinbarte einen Termin für den nächsten Tag.

Am nächsten Tag rief Hassan mich nochmal an.

„Kommssu lieber morgen. Heute is schlecht. Haus is voll mit Familie, verstehssu? Können wir dich schlecht gebrauchen heute."

Gut. Ich verstand.

Latifeh und Hassan hatten ihren zweiten Sohn bekommen. Der erste, Mehmet, war knapp zwei Jahre alt. Und brandgefährlich. Eine

Wasserflasche hatte er mir bereits an den Kopf geknallt (Die war übrigens nicht aus Plastik, leider!), aus Rache dafür, dass ich seine Mutter mit meinen Hausbesuchen dazu „nötigte", die Aufmerksamkeit auf mich zu richten, fort von ihm.

Latifeh bescherte mir bei jedem Hausbesuch ein üppiges Mahl. Eine Kanne Kaffee, viel Kuchen, viele Landesspezialitäten. Dazu jedes Mal ein Geschenk. Mal Parfum, mal eine Blume, mal Schokolade für unterwegs.

Ich legte die Hausbesuche bei Latifeh immer auf den Morgen. Dann brauchte ich morgens zu Hause nämlich nie was essen. Gab ja genug bei Latifeh. War auch immer lecker!

Jeden Morgen begrüßte sie mich mit: „Na? Wie geht? Alles klar? Hassan schlafen! Pschschsch ..."

Beim ersten Mal fragte ich sie, ob Hassan immer Nachtschichten arbeiten müsse.

„Hassan arbeitslos. Aber Hassan trotzdem immer viel zu tun. Immer nachts."

Aha.

Ein paar Tage später klagte Latifeh über starke Stirnkopfschmerzen, Fieber und Bauchschmerzen.

„Aber Blut ist weg. Endlich."

Das war natürlich kein Grund zur Freude. Diesem Wochenflussstau musste unter anderem – aber vor allem – mit körperlicher Schonung begegnet werden. Als ich das aussprach, stand Hassan kerzengerade im Wohnzimmer.

„Wieso schonen? Wer machen Haushalt?", wollte er wissen.

„Weil Latifeh sonst ins Krankenhaus muss, wenn das nicht besser wird. Und den Haushalt könntest du ja vielleicht auch machen", antwortete ich.

„Nein, Latifeh gern putzen. Jede Tag. Und ich immer Termine!"

Beim Arbeitsamt?

„Es wäre ja schon mal gut, wenn Latifeh sich in den nächsten paar Tagen mehr um sich selbst und das Baby kümmern könnte", überlegte ich. „Kann Latifehs Mutter sich vielleicht hier um Mehmet kümmern?"

„Nein, die will nicht. Mehmet beißt die immer."

Oh.

„Mehmet auch nicht gehen in Kindergarten. Da auch beißen. Verstehssu?"

Nein. Ich verstand das nicht.

„Deshalb wir Mehmet wieder raus aus Kindergarten. Wenn Mehmet gehen Schule irgendwann, er vielleicht nicht mehr beißen", hoffte Hassan.

Latifehs Rückbildungsstörung würde hier nicht erfolgbringend kuriert werden können. Ich schickte sie ins Krankenhaus. Ohne Mehmet und ohne Haushalt.

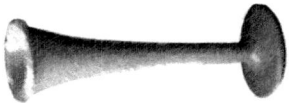

*„So wie der drauf war, musste Latifeh bestimmt danach viel Haushalt machen. Und Mehmet hat dann bestimmt noch viel mehr gebissen vor Aufregung, oder?"*

Keine Ahnung.

*„Voll der Spast, dass der sich nicht um seine Frau kümmert!"*

*„OLE!"*

*„Ja. Sorry."*

*„Besuchen Sie auch normale Familien?"*

Klar.

# Mama und Papa

Lukas und Anna erwarteten ihren ersten Sohn. Ein sehr angenehmes Paar waren die zwei. Lukas trug geblümte Plüschpantoffeln und war eine Frohnatur wie aus dem Bilderbuch. Und das Ebenbild seines Fußball spielenden Namensvetters. Schnurgerade Zähne, die er mir stets entgegenbleckte, denn er war immer am sich Freuen.

Lukas liebte sein Leben, er liebte Anna und überhaupt, alles in Lukas' Welt war total klasse.

„Meine Mama sagt immer, Kinder sind das Tollste auf der Welt! Stimmt, oder?", schwärmte er in freudiger Erwartung.

„Lukas, Mensch! Sag nicht immer ‚Meine Mama'!", haute Anna dazwischen.

„Wieso nicht?", fragte er. Und dann an mich gewandt: „Du sagst doch bestimmt auch ‚Mama' zu deiner Mama, oder?"

„Klar!", antwortete ich.

„Das ist was anderes", fand Anna. „Lukas, du bist ein Mann! Du kannst nicht ‚Meine Mama' sagen! Das sagen nur kleine Jungs und Frauen. Und Schwule. Du bist doch sonst so männlich!"

Ja. Sehr. Vor allem die floralen Plüschpantoffeln.

„Weißt du, Lukas, für so was könnte ich dir jedes Mal eine reinhauen!" Anna hatte ein wenig mit ihren Hormonen zu kämpfen.

Lukas schien das schon zu kennen. Seine Zähne strahlten weiterhin in all ihrer Pracht, während er verliebt seine Anna in den Arm nahm und ihr sagte, wie schön sie heute wieder wäre. Ob ich das nicht auch so fände, wollte er wissen.

„Ach Lukas, du spinnst!", lachte sie.

„Und du bist auch bald eine ‚Mama'!", freute Lukas sich.

Ich hoffte, sie würden sich gegenseitig nicht „Mama" und „Papa" nennen. Das könnte das Aus für jede erotische Beziehung bedeuten. Aber das sofortige.

Falls man nicht auf sowas stand natürlich.

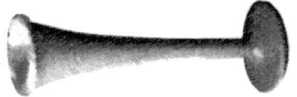

*„Voll süß die beiden! Noch voll verliebt!", schwärmte Elisa. „Gibt doch aber bestimmt viele Familien, wo der Mann sich nicht freut, wenn die Frau schwanger ist, oder? Ich hab das mal im Fernsehen gehen."*

Fernsehen? Braucht man als Hebamme nicht.

# Dafür gibt es Hebammen

Chanelle erwartete ihr erstes Kind.

„Ungeplant, aber was soll man machen?"

Der Kindsvater kam aus einer Kultur, in der Hebammen nur ungern gesehen waren.

„Wär toll, wenn du zwei Straßen weiter weg parkst und keinem sagst, dass du zu uns kommst. Der Marco ist auch nicht so begeistert davon, dass ich 'ne Hebamme hab. Da müssen wir mal gucken, wie das noch so wird."

Klar. Gern. Und sowieso: Schweigepflicht.

Lange schwarze Haare, perfekt geschminkt, goldene Ohrringe, so groß wie Hula-Hoop-Reifen. In ewiger Symbiose mit ihrem zähnefletschenden Pittbullterrier Piet.

„Der tut nichts. Denk dir nichts, wenn der knurrt. Der ist halt aufgeregt."

Gut.

„Und guck mal, ich hab schon mal ein paar Sachen für den Kleinen geholt!"

GEHOLT! Ein Unwort, wenn man mich fragt. Alle holen nur noch, keiner kauft. „Wir holen uns ein Grundstück", hörte ich kürzlich. Ich fragte mich, wie das gehen sollte. Abtragen, aufladen, abladen, ausbreiten?

Die „geholten" Designerklamotten waren ziemlich unpraktisch, „aber unheimlich cool für die Fotos, meinste nicht?"

Doch. Schon.

Welchen Nachnamen das Kind denn bekommen würde, fragte ich. Bei unverheirateten Paaren ist das ja immer ein Thema.

„Den vom Vater", erklärte Chanelle. „Eigentlich wollten wir uns schon trennen, und er wollte auch gern, dass ich abtreibe, aber jetzt dachte ich mir, das Kind kriegt den sein Nachname, dann heiratet er mich vielleicht auch."

Dass ein Kind eine schwierige Beziehung an sich noch schwieriger macht, wenn erstmal der romantische Hormonzauber verflogen ist, ist ja an sich irgendwie bekannt.

Und um es vorweg zu nehmen: Sie haben nicht geheiratet.


Ein paar Wochen später war er dann geboren. Der Romano.

„Der Piet findet das nicht so geil, wenn der Romano mit in mein Bett drin liegt, da fühlt er sich eingeengt. Der Romano schreit nachts auch immer so voll laut. Das tut dem Piet stressen", klagte Chanelle.

Marco war übrigens so verliebt in sein Kind, dass er direkt schon wieder arbeiten war.

„Wär ganz gut, wenn Piet in seinem Körbchen und nicht in deinem Bett schlafen würde", gab ich zu bedenken.

Nein. Das ginge nicht. Da würde der Piet sehr eifersüchtig werden und sich benachteiligt fühlen. Und ganz ehrlich, so ein kleines Baby könne ja auch nicht ernsthaft in der Hierarchie über einem Hund stehen? Tja, nun.


Zwei Tage später waren wir erneut zum Hausbesuch verabredet. „Du musst heute mal zackizacki machen", begrüßte Chanelle mich, während sie ihr Haar glättete und Rouge auftrug. „Romano geht gleich nach die Omma und ich muss dann direkt mal nach meine Freundin. Die hat sich gerade von der ihren Freund getrennt und braucht mich jetzt."

Während des Zackizacki-Besuches stellte ich Symptome einer Beinvenenthrombose fest, die unbehandelt und verschleppt zu einer Lungenembolie und … ja … im ungünstigsten Fall zum Tod führen kann.

Ich klärte sie darüber auf und empfahl ihr dringend, sich noch am selben Tag ambulant im Krankenhaus vorzustellen. Außerdem bat ich sie darum, mich anschließend anzurufen und mir zu sagen, ob sie stationär bleiben müsse. Ich würde ansonsten am nächsten Tag wieder kommen.

„Jaja, mach ich. Tschüss."

Am nächsten Tag erhielt ich folgende Kurznachricht auf meinem Handy von ihr, geschlagene zehn Minuten, bevor wir verabredet waren:

„Bin gestern nich Krankenhaus gegangen. Musste was erledigen. Wird schon nichts sein. Mir geht's irgendwie heute voll schlecht. Muss das Treffen mit dir also absagen."

Das konnte ich nicht ganz nachvollziehen. Ich persönlich nehme ja an sich immer medizinische Hilfe in Anspruch, wenn es mir nicht so gut geht.

Chanelle ging nicht ans Telefon. War allerdings deutlich „online" bei einem Kurznachrichtendienst.

Ich schrieb ihr: „Liebe Chanelle, an sich sollte ich, gerade WEIL es dir so schlecht geht, vorbeikommen. Stell dich bitte umgehend im Krankenhaus vor."

Sie antwortete mir nicht und meldete sich auch nie wieder bei mir. Von einer Bekannten habe ich dann erfahren, dass sie eine Woche später mit einer Lungenembolie im Krankenhaus lag und es gerade so überlebt hatte.

Ihr kleiner Sohn lebt übrigens nun komplett „bei Omma".

„Der Marco kann da irgendwie nicht so ran."

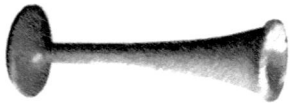

*„Warum sind Sie nicht einfach hingefahren und haben geklingelt?",*
*fragte Benett. „Isch mein, Termin ist Termin, oder? Das wär doch*
*irgendwie so, wie `Nee, in die Werkstatt fahr ich nicht. Mein Auto hat*
*kein TÜV gekriegt!`, oder?"*

*„Find ich auch. Dass das Baby jetzt nicht mehr bei den Eltern ist,*
*finde ich noch schlimmer. Frau Meier, schicken Sie mich nicht raus.*
*Aber ich muss das jetzt sagen: Der Mann ist wirklich voll der Spast!*
*Und kein Vater!", war natürlich Ole. „Ne, Frau Meier?"*

*Frau Meier guckte mit zuckenden Mundwinkeln auf den Boden.*

*Elisas Simulationspuppe fing an zu schreien. Melanies auch. Sie wi-*
*ckelten sie nebeneinander.*

*„Boah, deine stinkt voll nach Rauch", stellte Elisa fest.*

*„Ja, ich hatte die gestern mit in der Küche, damit ich immer höre, ob*
*die schreit. Und meine Schwester und meine Eltern rauchen da im-*
*mer. Ich finde das auch voll blöd. Rauchen ist überhaupt nicht gut für*
*Babys. Ich hab gehört, die werden dann richtig klein, wenn die Mutter*
*in der Schwangerschaft raucht. Stimmt das?"*

Ja. Stimmt. Wobei das mit dem Kleinsein nicht die größte Sorge der
Kinder ist.

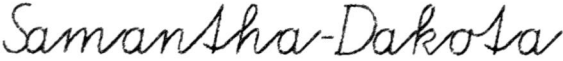

„Ich heiße eigentlich Samantha. Aber könntest du mich Dakota
nennen?"

„Äh. Klar. Heißt du denn Samantha-Dakota?", fragte ich.

„Nee. Aber Dakota ist irgendwie cooler."

Samantha oder Dakota oder wer auch immer erwartete das erste Kind. Ich besuchte sie zum Vorgespräch in einer recht zwielichtigen Gegend unserer Stadt.

Vor dem Mehrfamilienhaus, in dem sie mit ihrem Mann lebte, standen zwei adipöse, etwa 60-jährige Feinrippunterhemdenträger mit zwei Büchsen Bier. Morgens um neun Uhr.

„Willste nach Dakota? Musste hoch."

Enge, dunkle Treppen mit teilweise klebrigem Belag. Leichter Schimmelgeruch. Gemütlich.

„Stört's dich, wenn ich hier jetzt mal kurz eine rauche?", fragte Dakota mich, während sie schon an ihrer Zigarettenpackung rumnestelte.

„Ja, sehr! Und erst recht dein Kind!", sagte ich.

Wie oft hatte ich während der Ausbildung das Gejaule der „Mein Körper gehört mir"-Fraktion gehört: „Hör auf, denen ein schlechtes Gewissen zu machen! Die fühlen sich sonst ganz schlecht!", hieß es. Oh ja. Die Armen. Und den Männern, die täglich ihre Frauen vermöbeln, sollte man am besten auch nicht erzählen, dass das eine ganz schlechte Idee ist, weil die sich sonst schlecht fühlen, oder was?

Dakota ließ die Zigarette in der Schachtel und kaute zum Ausgleich zwei Fingernägel ab.

Das Kind sei drei Wochen kleiner, als es das Schwangerschaftsalter hergeben würde, sagte sie. Und wenn sich das nicht bald ändern würde, müsste man das Kind vorzeitig auf die Welt holen, weil es über den Mutterkuchen nicht mehr so richtig versorgt werden könnte, wie es beim letzten Ultraschall hieß. Das hatte der Pränataldiagnostiker ihr gestern mitgeteilt. Was man denn da machen könne.

„Mit dem Rauchen aufhören, zum Beispiel", sagte ich.

„Meinste? Ach, ich weiß nicht. Das sagen ja irgendwie alle. Aber meine Freundin hat gesagt, man darf in der Schwangerschaft gar nicht mit Rauchen aufhören. Das Kind hat sonst voll den Entzug und wird auch voll groß! Und meine Freundin hat bestimmt voll Ahnung, weil die hat selber zwei Kinder und raucht auch."

Ich musste da an unseren Postboten denken. Den erkannte ich morgens schon von Weitem, wenn er aus dem Auto stieg.

SCHNOCK – das Feuerzeug, GLIMM – die Zigarette, und HUSTHUSTWÜRGWÜÜÜÜRG – der würfelige Stolperschleimhusten.

„Moin! HUSTHUSTWÜÜÜÜRGSCHLEIMSCHLEIM", begrüßte er mich neulich.

„Na? Immer noch erkältet?", fragte ich.

„Nee. Weißte, ich muss jetzt echt mal zum Doc. Der muss da mal was machen. Antibiotikum oder so. Das geht schon ne Weile so. HUSTHUSTWÜÜÜÜÜRGROTZ."

„Vielleicht mal mit Rauchen aufhören oder so?", schlug ich vor. „Ach komm, das glaubste doch nicht im Ernst, dass das dann besser wird. HUSTHUSTSCHLEIMWÜÜRG. Nee. Das ist was anderes. Du fängst ja schon an wie mein Doc. Ich suche mir bald mal 'nen anderen, wenn der nicht endlich mal was dafür tut, dass dieser Scheißhusten aufhört! Hat der studiert oder ich?"

Ja, du schon mal nicht. Ich allerdings auch nicht.

„Und überhaupt, so richtig schädlich ist das doch bestimmt nicht. Meine Frau hat ja sogar in der Schwangerschaft geraucht."

Respekt.

„Und ich finde ja, was der Frau gut tut, tut dem Kind auch gut."

Schon klar.

„Die hat aber ordentlich reduziert. Vor der Schwangerschaft hat die zwei Schachteln am Tag geraucht, und während dann nur noch eine. Und was die immer alle geschimpft haben!"

Komisch.

„Naja, jetzt hat der Bengel blöderweise Asthma. Da sagense einem ja auch immer, das kommt wegen dem Rauchen. Das glaub ich aber nicht. Asthma liegt bei uns in der Familie."

Das Rauchen auch, soviel ich weiß.

„Naja, HUSTHUSTWÜÜÜÜÜÜRGROTZROTZ, hier deine Post, mach was, nä?"

Samantha-Dakota dachte immerhin darüber nach, nicht mehr in der Wohnung zu rauchen, als ich ihr theatralisch vorführte, wie ihrem ungeborenen Kind mit jedem Zug an den Stinkestengeln die Luft zum Atmen genommen wurde. Ich baute sogar ein Röchelgeräusch mit ein.

Ich weiß, dass sie wirklich nicht mehr in der Wohnung rauchte, denn, wann immer ich nach diesem Vorgespräch zu ihr kam, roch es dort weder nach Rauch noch nach Raumerfrischer. Nur noch nach Schimmel. Und weil der nun so beißend wahrnehmbar war, zog Dakota mit ihrem Mann in eine andere Wohnung.

Dakota und ihr Mann waren keine allzu komplizierten Menschen. Abitur hatten beide nicht. Aber sie freuten sich sehr auf ihre Tochter und gestalteten deshalb ihr Zimmer schon vor der Geburt voller Liebe und voller rosa Wandfarbe. Ich fuhr auch während der Schwangerschaft oft zu den beiden, schon allein, weil zusätzliche CTG-Kontrollen angeordnet waren. Jedes Mal gab es einen frischen Kaffee für mich. Und jedes Mal rauchten beide deutlich weniger.

Die Ärzte beschlossen dennoch, ihr Kind vier Wochen vor dem errechneten Entbindungstermin mittels Kaiserschnitt zur Welt zu bringen, der Mutterkuchen hatte die Versorgung weitestgehend eingestellt und das Kind war laut Ultraschallbefund in den letzten Wochen keinen Millimeter mehr gewachsen.

Leider sahen Dakota und ihr Mann diesen Umstand als „praktisch" an. „Sie ist ja schön klein! Wenn ich sie normal gekriegt hätte, wär das bestimmt voll easy gewesen. Vielleicht war das mit dem Rauchen doch nicht so schlecht? Denn guck, die wär auch am Termin klein gewesen!"

Und auch so fahl und permanent an der Grenze zur Unterkühlung, dachte ich. Rauch sei dank.

Als Hebamme muss man echt lernen, nicht die komplette Welt retten zu wollen. Manchmal muss man sich damit begnügen, glücklich damit zu sein, wenn man Schlimmeres verhindert hat. Das ist ja auch schon mal was.

Diese Eltern hier liebten ihr Kind zumindest – auch wenn sie es durch eine ungesunde Lebensweise in Gefahr brachten.

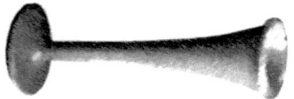

*„Ist doch logisch, dass die ihr Kind lieben! Wer liebt seins denn nicht?*
*So was gibt's doch gar nicht!", meinte Reiner.*

Doch, das gibt's leider auch ...

# Unerwünscht

Ich könnte nie Familienhebamme sein. Wirklich nie. Die Betreuungsverläufe, die ich teilweise so erlebe, auch in Zusammenarbeit mit dem Jugendamt, die reichen mir irgendwie schon. Hauptsächlich habe ich es ja mit wirklich „normalen", tollen Familien zu tun, in denen außer dem alltäglichen Normalowahnsinn auch nichts anderes los ist als woanders.

In Familien, die von Familienhebammen betreut werden, sieht das anders aus. Ich vermute, dass das unter anderem auch ein Grund ist (von der Unterbezahlung mal ganz abgesehen), der die Familienhebammen häufig dazu bringt, doch wieder als „normale" Hebamme zu arbeiten.

Vor einiger Zeit übernahm ich die Vertretung für eine Kollegin und konnte wirklich beobachten, wie sehr ein Neugeborenes darunter litt, vom Vater nicht nur nicht gewollt zu sein, sondern auch richtiggehend verachtet zu werden. Dieser Fall wäre aus meiner Sicht etwas für eine Familienhebamme gewesen, denn eine Familienzusammenführung wäre hier absolut angebracht gewesen.

Lilly und Sascha waren Eltern von Joel geworden. Lilly hatte nämlich heimlich die Pille abgesetzt. Heimlich deshalb, weil Sascha ihr immer sagte, dass ein Kind für ihn nie, nie, nie in Frage käme. Nie. Für Lilly kam ein Kind jedoch sehr wohl in Frage. Das war natürlich sehr hässlich von Lilly, die Pille einfach so abzusetzen, aber wo ein Wille, da ein Weg ...

Wenn man es mal ganz genau nimmt, hätte Sascha sich ja auch sterilisieren lassen können, wenn ein Kind für ihn wirklich die Apokalypse bedeutet hätte. Somit hatte Sascha an sich ja mit dem Hässlichsein angefangen, indem er Lilly erstens sagte, „Kein Kind!", und zweitens von ihr verlangte, „Verhütung: Du!" Somit war Lilly ja eigentlich nur zurück hässlich.

Lilly wurde sofort schwanger und Sascha wurde wahnsinnig. Wie das denn passieren konnte. Aber das war dann Lillys Problem, das zu erklären oder eben auch nicht.

„Das treibst du ab!", verlangte er von Lilly.

Lilly saß die Frist, innerhalb derer eine Schwangere eine Schwangerschaft ohne Indikation abbrechen lassen kann, ganz gemütlich aus. 12 Wochen nach Empfängnis oder 14 Wochen nach dem ersten Tag der letzten Regelblutung beträgt die.

Joels Weg ins Leben war geebnet, und Lilly freute sich sehr auf ihn. Sascha nicht so.

Wann immer ich der frischgebackenen Familie einen Hausbesuch abstattete, war Joel stets kaltschweißig, nur am Schreien und total angespannt.

Sascha schrie Lilly den ganzen Tag an, Lilly heulte. Sascha knallte mit den Türen, Lilly heulte. Lilly wollte gern eine Familie mit Joel und Sascha sein. Sascha nicht. Lilly heulte.

Joel ließ sich nur beruhigen, in dem man ihn sehr fest einpuckte, ihn ganz fest an sich drückte und ihm über die kleine schweißnasse, gestresste Stirn strich. Babys, die schreien, weil sie eine Wachstumsphase durchmachen oder unter Bauchweh leiden, die sehen zwar auch gestresst aus, aber Joel sah wirklich wie ein einziger verzweifelter Hilfeschrei aus.

Keinem Menschen darf es so gehen. Niemand soll sich so fühlen müssen. Und Babys und Kinder schon mal überhaupt nicht.

Dieses arme kleine Baby, das tat mir so unendlich leid. Es musste sich nicht nur unerwünscht, sondern auch existenziell bedroht vorkommen. Wie schrecklich. Wie wirklich unglaublich schrecklich! Ich hätte es am liebsten mitgenommen.

Zum Glück kam meine Kollegin dann bald gut erholt aus ihrem Urlaub zurück und übernahm mit Elan und Zuversicht die Betreuung dieser Familie wieder.

Ich denke noch oft an Joel und frage mich, wie es ihm heute wohl geht. Ich wünsche ihm, dass sein Vater seine Liebe zu ihm doch noch entdecken konnte. Oder dass Lilly sich von dem Idioten getrennt hat.

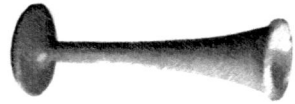

*Mal wieder schrien einige Simulationsbabys gleichzeitig. Melanie, Elisa, Reiner, Ole und Erdal wickelten, fütterten und wiegten sie auf dem Arm, zum ersten Mal ohne die Augen zu verdrehen.*

*„Verdienen Hebammen wirklich so schlecht?", wollte Ole wissen.*

# Hebammen und das liebe Geld

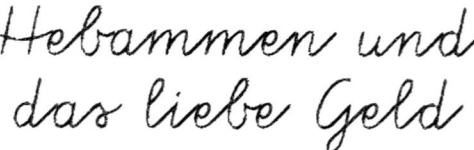

Früher war es ja noch so, dass Hebammen in Naturalien bezahlt wurden. Ein Stück Schinken, zwei Brote. Irgendwas gab's immer.

Das ist heute etwas anders.

Die Frauen, die wir Hebammen betreuen, unterschreiben uns auf einem Formular namens Versicherungsbestätigung unsere erbrachte Leistung, und die schicken wir dann an die Abrechnungszentren der Krankenkassen. Die wiederum bezahlen uns dann hoffentlich das Geld, das wir in Rechnung gestellt haben.

Das ist häufig mit einer ziemlichen Willkür verbunden, so mein Eindruck. Online und im Original wird's übrigens verlangt. Es ist also wie eine doppelte Buchführung.

Das Problem ist folgendes: Steht in der Onlineversion z. B. 20:00 Uhr als Zeitpunkt der Leistungserbringung, im Original aber 20:10 Uhr (was ja mal aus Versehen passieren kann), wird die komplette Position nicht bezahlt, denn da stimmt ja was nicht überein und da „sind uns leider die Hände gebunden". Die Krankenkassen haben es sich angewöhnt, da einen langen Bürokram von zu machen.

Wenn man den Betrag also trotzdem bezahlt haben möchte, müsste man eine neue Versicherungsbestätigung mit Originalunterschrift von der betreuten Frau einholen und erneut einreichen. Nicht, dass die Hebamme da selbst in der Bestätigung was drin rumfälscht und womöglich gar nicht um 20 Uhr bei der Frau war, sondern erst um 20:10! Was an sich völlig egal wäre. Aber gut.

In dem folgenden Fall geht es um eine Frau, wir nennen sie mal - - - Bettina Bumskoffski. Sie heißt natürlich nicht wirklich so. Aber ich möchte mal verdeutlichen, dass es um keinen Allerweltsnamen geht wie z. B. Sabine Müller oder so.

Bettina Bumskoffski wurde von mir während Schwangerschaft und Wochenbett betreut. Sie heiratete während des Betreuungszeitraumes und erhielt von ihrer neuen Krankenkasse eine vorläufige Versichertennummer. Welche ich bei der Abrechnung angab, denn eine „richtige, endgültige" lag nicht vor.

Die Rechnung belief sich auf einen Betrag von ca. 1000 €.

Mich erreichte ein Schreiben des Krankenkassenabrechnungszentrums mit der Information darüber, dass eine Auszahlung des Betrages leider nicht möglich sei, denn eine Mitgliedschaft sei „nicht zuzuordnen".

Wie sich herausstellte, konnten sie mit ihrer eigenen vorläufig erteilten Versichertennummer für Bettina Bumskoffski nichts mehr anfangen. „Hupps, das ist ja unglücklich gelaufen, wir bezahlen die Rechnung natürlich noch." Nach vier Wochen war das Geld dann „schon" da.

Ein paar Wochen später nahm Bettina Bumskoffski dann an meinem Rückbildungskurs teil. Mit den gespeicherten Daten nahm ich die Abrechnung für diesen Kurs vor. Alle relevanten Daten wie Name, Adresse, Geburtsdatum standen in der Onlineversion und auch auf dem Begleitzettel. Auf die Versichertenbestätigung schrieb ich (weil das noch nie ein Problem war) nur den Namen, den Wohnort und die Rechnungsnummer, die übrigens identisch mit der Rechnungsnummer auf dem Begleitzettel und der Onlineversion war.

Mich erreichte wieder ein Schreiben. Der Betrag könne nicht ausgezahlt werden, eine Mitgliedschaft sei „nicht zuzuordnen". Da fehlten noch die entscheidenden Angaben auf der Versichertenbestätigung, die eine einwandfreie Zuordnung erst ermöglichen würden.

Kurz darauf erreichte das Krankenkassenabrechnungszentrum wiederum ein Schreiben. Von mir nämlich:

Sehr geehrte Damen und Herren,

ich bin überrascht, dass Sie (mal wieder) keine Mitgliedschaft von Bettina Bumskoffski, geb. 11.11.1990, feststellen können. Schauen Sie doch bitte (mal wieder) genau nach, ich bin mir sehr sicher, dass Sie sie finden werden.

Auf Frau Bumskoffskis Rechnung stand die von Ihnen vergebene vorläufige Versicherungsnummer. Wie beim letzten Mal übrigens auch. Ich muss mich da fragen: Wie viele Bettina Bumskoffskis haben Sie, die Sie so bei der Krankenkasse XXXXYYYY versichern? Wie viele von den ganzen Bettina Bumskoffskis sind am 11.11.1990 geboren worden? Und wie viele Bettina Bumskoffskis, die am 11.11.1990 geboren worden sind, wohnen in Hamburg? Es müssen wahnsinnig viele sein! Da verliert man wohl mal den Überblick, nicht wahr?

Ich bin überrascht über die Willkür der Bürokratie, die in Ihrem Abrechnungszentrum herrscht, und ich frage mich ernsthaft, ob es stumpfe Systemroutine ist, die zu diesem wiederholten Komplettausfall geführt hat.

Oder liegt es daran, dass der Sachbearbeiter, der diese Rechnung geprüft hat, EINE Abweichung von vielen Daten festgestellt und ernsthaft und

wahrhaftig glaubt „Nein. DIE Bettina Bumskoffski kann hier nicht versichert sein!"

Ganz ehrlich, wenn mein Mann mit einem anderen
Hemd nach Hause kommt, lasse ich ihn nicht vor
der Tür stehen und sage: „Du bist nicht mein
Mann. Dein Hemd ist das falsche!"

Ich bitte Sie sehr herzlich, Ihren Verstand
einzuschalten und den gestellten Rechnungsbe-
trag zeitnah zu begleichen.

Freundliche Grüße,
Anna-Maria Held


Einige Zeit später erreichte mich ein weiteres Schreiben. Eine Zuordnung der Mitgliedschaft sei bedauerlicherweise noch immer
nicht möglich, ich möchte mich doch bitte mal melden für den Fall,
dass ich noch weitere Fragen hätte.

Ich rief dann die anfangs noch freundliche Mitarbeiterin an, die sich
während unseres Telefonats noch mal zur Einstimmung meine Mail
durchlas und dann immer eisiger wurde.

„Wir können da leider nichts machen", quetschte sie durch die Zähne. „Bevor nicht die korrekte Anzahl an Zuordnungskriterien auf
der Versichertenbestätigung vermerkt ist, ist die Bearbeitung nicht
möglich."

„Ach, und Sie brauchen vier volle Wochen, um die Versichertenbestätigung anzugucken und um DANN zu bemerken, dass es nicht
möglich ist, überhaupt eine Bearbeitung der Rechnung vorzuneh-
men?", fragte ich.

So sei eben das Vorgehen. Aha. Da hätte ich lieber ein Stück Schinken bekommen. Oder zwei Brote. Irgendwas. Irgendwas, das weniger Umstand gemacht hätte.

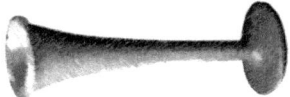

*„Meine Tante war auch Hebamme. Selbstständig war die. Bei der war das auch voll oft so", berichtete Stefanie, während sie ihre Simulationspuppe im Arm hielt. Sie hatte jetzt schon fünf Mal während 20 Minuten geschrien. War offenbar komisch eingestellt.*

*„Und meine Tante sagt, dass das den Hebammen, die im Krankenhaus angestellt sind, anders geht. Die kriegen immer pünktlich ihr Geld", fügte Stefanie hinzu. „Aber sie meint, sie hätte niemals mit den Krankenhaushebammen tauschen wollen."*

*„Wieso? Wenn das Geld dann stimmt?", fragte Ole. „Warum arbeiten Sie nicht im Krankenhaus? Dann gibt's kein Theater wegen dem Geld!"*

*Die Frage ging an mich.*

*„Weil es viel mehr Spaß macht, so zu arbeiten, wie ich das will und nicht so, wie irgendeine Kreißsaalordnung mir das vorschreibt", antwortete ich. „Und davon abgesehen: Die Geburtshilfe im Krankenhaus wird mir von vielen Wöchnerinnen eher als Geburtsbehinderung dargestellt. Wie gut hatten es Sebastian und Christiane ..."*

## Superhero

Als ich drei Jahre alt war, lernte ich Sebastian kennen. Im Kindergarten und in der Sandkiste. Meinen ersten sozialen Kontakt auf Augenhöhe sozusagen. Wir spielten im alten VW-Bus meiner Eltern und meine Schwester hatte großes Glück, wenn wir es ihr erlaubten mitzuspielen.

Unsere Wege trennten sich dann und kreuzten sich während der folgenden Jahre höchstens mal beim Einkaufen oder sonstwo zufällig. „Hi, wie geht's, was machst du so? Tschüss, bis irgendwann mal wieder!"

Eines Tages rief Sebastian mich an, denn seine Frau Christiane sei schwanger und sie wären noch auf der Suche nach einer Hebamme fürs Wochenbett. Ob ich denn Zeit hätte und das machen wollen würde.

„Klar, gern! Vielleicht sollte Christiane mich aber mal kennenlernen. Wär ja ganz gut, wenn die mich sympathisch findet!"

„Ach, das findet sie schon!"

Fand sie auch.

Eine Hausgeburt war geplant.

„Bist du dabei?"

Wer die Medien aufmerksam verfolgt hat, weiß, dass kein normaler Mensch auf die Idee kommt, Hebamme werden zu wollen, um Reichtümer anzuhäufen. Und wer die Medien nicht aufmerksam verfolgt, weiß das mittlerweile auch. Das Thema ist allgegenwärtig. Seit Jahren.

Die Berufshaftpflichtversicherung, die jede freiberufliche Hebamme haben und vor allem bezahlen muss, ist sauteuer. Vor allem, was die außerklinische Geburtshilfe angeht. Um eine schwarze Null vorweisen zu können, müsste man, so erzählte es mir eine Kollegin, mindestens zwei bis drei Frauen im Monat geburtshilflich begleiten.

Das hört sich sehr wenig an. Allerdings ist es so, dass der errechnete Entbindungstermin, der im Mutterpass vermerkt wird, leider nicht verpflichtend ist. Nur rund 3 Prozent aller Babys kommen am errechneten Entbindungstermin zur Welt. Die flexible Zeitspanne drumherum beträgt drei Wochen vor bis zwei Wochen nach dem Entbindungstermin. Das macht die ganze Sache etwas unplanbarer.

Auf Abruf bereitstehen, jeden Moment. Abends ins Bett gehen und nicht wissen, ob man durchschlafen würde. Keine Fahrten in Gebiete mit Funklöchern. Kein Anstoßen auf Geburtstagen. Zumindest nicht mit Alkohol. Keine Versprechen „Ja, ich werde dann und dann diese und jene Verabredung einhalten können."

Wer eine Hebamme heiratet, weiß, worauf er sich einlässt bzw. einlassen muss. Das gilt selbst für die Hebammen, die „nur" alles andere machen und keine Geburtshilfe.

Was die Familie im Hintergrund an Geduld und Verständnis aufbringen muss, ist nicht zu vernachlässigen. Das ist schon enorm. Ich bin Lennert und Alexander und Selma jedes Mal aufs Neue wieder dankbar, wenn ein Tag nicht so verläuft, wie wir ihn geplant hatten und die Gesichter nicht allzu lang sind.

Geburtshebammen sind noch „schlimmer" dran. Damit ich nicht eines Tages als Single-Hebamme ende und meine Kinder mich siezen, weil sie mich nicht mehr erkennen, habe ich mich für den Hebammenkarriereweg ohne Geburtshilfe entschieden.

Und somit lautet meine Antwort bei solchen wirklich lieb gemeinten Anfragen leider standardmäßig immer: „Auf gar keinen Fall!"

Aber hier war das irgendwie anders. Hier konnte und wollte ich nicht „Nein" sagen, besprach es mit Lennert, der das absolut verstehen konnte, und sagte meine Dienste zu. Allerdings nur als zweite Hebamme und ganz vor allem als Freundin. Eine erste Hebamme hatten sie zum Glück auch schon.

Während der Schwangerschaft bin ich oft zu Sebastian und Christiane gefahren. Irgendwas gab's immer zu tun: Akupunktur, Tape (auch für Sebastian), Herztöne, Vorsorge oder oder oder.

Ich fühlte mich Christiane so verbunden, als hätte ich sie schon vor Jahren kennengelernt.

Je näher der errechnete Entbindungstermin rückte, desto besonderer empfand ich die Hausbesuche. So ein bisschen wie die Weihnachtszeit war das. Wenn der vierte Advent erreicht ist, dann muss bald Heiligabend sein und diese magische, leuchtende, strahlende Vorfreude, die ist dann immer kaum auszuhalten. Vor allem hier.

Was würde der Weihnachtsmann bringen? Wie würde diese Geburt hier werden? Wann würde sie beginnen? Wann würde das Glöckchen klingeln und jemand zur Bescherung hereinbitten?

Ähnlich zauberhaft hatte es sich angefühlt, als ich meine Schwester während der Schwangerschaft und im Wochenbett betreuen durfte. Durch die emotionale Verbundenheit hatte ich die Zeit als sehr großes Geschenk empfunden.

Und so war es auch hier. Der kleine Sandkastenkumpel war nun groß geworden, hatte eine tolle Frau geheiratet und erwartete mit ihr ein Baby.

Eigentlich was für einen Film.

Und dann war es so weit. Christiane rief mich leicht keuchend früh-morgens an:

„Ich glaub, wir bräuchten dich jetzt mal."

Leoni wurde geboren.

Mein Geschenk an sie war dieser Brief.

Liebe bezaubernde Leoni,

herzlich willkommen in dieser Welt, die nur darauf ge-wartet hat, dass du sie bunter, schöner und wundervoller machst.

Und herzlichen Glückwunsch zu deinen großartigen Eltern, die dir ein mehrteiliges, wertvolles und bestmögliches Fun-dament für dein Leben beschert haben. Unter anderem haben sie zum einen die offensichtliche Liebe füreinander – denn nur, wer geliebt wird, kann Liebe weitergeben. Zum anderen durftest du zu Hause geboren werden. Was für ein Luxus!

Leoni, als ich neulich um 5 Uhr morgens zu deinen El-tern gefahren bin, war es draußen noch dunkel mit einer magischen Prise eines ganz besonderen Zaubers. Die Welt sagte somit, dass sie bereit für dich war. Wie aufregend!!! Deine Mutter saß mit einem weiten – und ich glaube gebü-gelten – Herrenhemd auf ihrem Bett und erhielt von dir die Information, dass auch du bereit für diese Welt warst. Ohne Schminke, dezente Beleuchtung, einfach wunderschön.

Dein Papa freute sich wie wahnsinnig auf dich und brachte Kaffee – den er aufgrund des leisen Geschnürges deiner Oma ins Bad bringen musste. Nun ja. Trank ich halt keinen Kaffee. Zumindest nicht im Schlafzimmer, sondern immer wieder schluckweise im Badezimmer. Ging auch.

Es gibt ein Lied, bei dem ich an deine tolle Oma denken muss, wann immer es läuft. Denn während deiner Geburt – spätestens da – zeigte sie, was für eine starke Superheldin sie war. Und ist!

"Superheroes" von "The Script" heißt das Lied. Und diese Zeilen beschreiben mit wenigen Worten die Heldentat deiner Mutter.

> "When you've been fighting for it all your life.
> You've been struggling to make things right.
> That's how a superhero learns to fly.
> Every day, every hour
> turn the pain into power."

Echt Leoni, ich sag's dir. Deine Mutter hat gekämpft wie eine Löwin, damit du endlich deinen Rundumsorglospaketplatz mit Dolby-Surround-Verpflegung verlässt. Sie hat ausgekeilt wie ein Pferd beim Hufschmied und im Pool getobt wie ein Rockstar auf der Bühne. Es hat mich wirklich gewundert, dass sie bei ihren beeindruckenden Tauchgängen keine Gitarre aus dem Wasser gefischt hat, um sie headbangenderweise auf der Bühne des Elternwerdens zu zerschmettern. Deine Grama hat Kräfte wie ein Wrestler der ganz kernigen Art.

Als sie eine Wehe vertönte, hörte sich ihr zartes "aaaaa - aaaaaa" an wie ein liebevolles erstes Lied für dich, kleine Leoni, das auch nur von dir verstanden werden konnte. Jeder Hochleistungssportler hat auf dem Weg zum Sieg auf einmal die Angst, das doch nicht hinzubekommen. Auch deine Grama glaubte kurz, diesem überwältigenden Ereignis nicht gewachsen zu sein. Ich konnte das so gut nachfühlen.

Einer jedoch blieb jede Sekunde in dem siegreichen Wissen, dass deine Gutter, die Superheldin, das schaffen würde: dein Papa. Sein Vertrauen in deine Grama, in die Sache an sich und vor allem seine Liebe und Bewunderung waren der superheldenhafte Antrieb für deine Gutter. - Die übrigens das "Pfui-Wort-Sparschwein" noch befüllen muss. Da steht sie noch bis zum Anschlag in der Kreide.

Dein Vater hat die Atmosphäre mit einer begeisterten, lebensfrohen Freude erfüllt, so dass du irgendwann gar nicht mehr anders konntest, als der energischen Auffor- derung deiner Gutter - Komm raus da!!! - Folge zu leisten. Auf dem Wohlstandsflur neben der empfindlichen Tapete.

Und dann, Leoni, warst du da. Deine Mama nahm dich in ihre Arme und deine Eltern begrüßten dich freudesprühend, es gar nicht begreifend –

> Da werden Hände sein, die dich tragen,
> und Arme, in denen du sicher bist.
> Und Menschen, die dir ohne Fragen zeigen,
> dass du willkommen bist –

Was für ein Geschenk du bist, Leoni.

Was für ein Geschenk deine Eltern sind.

Und über alledem steht die alles möglich machende Liebe.

Denn – und das schreib dir gut hinter deine niedlichen Öhrchen – hat man Liebe, hat man alles.

Danke für diesen unvergesslichen Moment.

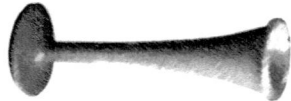

„Voll schön", schwärmte Vanessa. „Eine Hausgeburt! Ich glaub, so was will ich später auch. Schön chillig zu Hause. Mit eigener Musik und so. Ich bin auch zu Hause geboren worden!"

„Ich auch", sagte Verena. „Meine Mutter sagt, bevor sie im Krankenhaus ein Kind kriegen müsste, würde sie lieber unter einer Brücke gebären!"

„Was? Unter einer Brücke?" Jana war sichtbar entrüstet. „Nackt? Da sehen die dann doch alle!"

„Ja, aber da ist ja dann zum Glück kein Arzt bei!"

Oder Professor ...

# Lieber den Professor fragen!

Pauschal lässt sich sagen (natürlich gibt's da auch Ausnahmen):

Je akademischer der Bildungshintergrund, desto „geometrischer" die Betreuung.

Die etwas einfacheren Mütter machen einfach ihr Ding, denn deren Mutterinstinkt wird nicht von „In den Studien steht ..." und „In einer Fachzeitschrift habe ich ... und ... gelesen" überlagert. Deren Intuition funktioniert noch einwandfrei.

In den meisten Fällen zumindest. Die brauchen keine detailgenaue Anleitung, um ein Kind zu wickeln, und wenn das Kind einen Pickel hat, wissen sie, dass der schon irgendwie wieder weggehen wird und es wahrscheinlich nicht die Masern sind. Oder die Blattern.

Janine und Klaus waren Lehrer und erwarteten ihr zweites Kind. Janine sprach immer sehr leise und bedacht und war immer ein wenig in Sorge. Was vielleicht auch daran lag, dass sie als Privatpatientin noch für alles Mögliche einen Zusatztermin für diese und diese und diese Zusatzuntersuchung aufgedrängt bekommen hatte.

„Man kann ja nie wissen!"

Bei Feststellung der Schwangerschaft hatte sie von ihrem Gynäkologen bestimmt „Sie sind schwanger! Gute Besserung!" zu hören bekommen.

Ihren Mann Klaus sah ich nicht so oft. Das lag daran, dass er irgendwann immer das Weite suchte, wenn ich zum Hausbesuch gekommen bin.

Ich vermute mal, weil ich nicht akademisch genug war.

Hanna-Sophie wurde geboren, und auf Klaus' Frage (mit enorm besorgtem Gesichtsausdruck, der mir bedeutete, dass er vor Angst kaum schlafen konnte), womit man den leicht wunden Babypo behandeln könnte, antwortete ich, dass es mehrere Ansätze gebe:

1. Ernährungsgewohnheiten der Mutter. Zu scharf? Zu säurehaltig? Unverträglich?

2. Windel. Unverträglich? Vielleicht Marke wechseln?

3. Wickelgewohnheiten: Zu selten?

4. Pflegegewohnheiten: Was wird verwendet? Feuchttücher? Unverträglichkeit? Mal nur mit lauwarmem Wasser waschen?

5. Mal mit Ringelblumen- oder Zinksalbe versucht?

Mit jedem von mir vorgebrachten Argument, auf das Janine mit einem „Stimmt, das beobachte ich mal!" oder „Ja, das könnte daran liegen" reagierte, schaute Klaus mich immer entsetzter an, als wäre ich gerade aus einer psychiatrischen Anstalt geflohen und hätte ihm vorgeschlagen, sich mit Benzin zu übergießen und anschließend in Brand zu stecken, damit der Po seiner Tochter Linderung erfahren würde.

„Hm", machte er mit zutiefst gerunzelter Stirn und Augenbrauen, die so vor Sorge und Zweifel strotzten, dass sie wie ein Dach aussahen. „Danke für deine Überlegungen, aber du, wir fragen da mal lieber den Professor. Der hat ja Kinderheilkunde studiert, ich glaube, der kennt sich da besser mit aus."

Der Professor hat ihm dann übrigens haargenau das Gleiche erzählt.

„Gott sei Dank, dass wir uns da noch mal rückversichert haben. Da ist man ja doch auf der sicheren Seite, wenn man da noch mal bei der fachlich richtigen Stelle nachfragt", resümierte Klaus.

Immer noch besorgt. Denn Hanna-Sophie hatte nun ein paar Pickelchen am Körper. Ob ich „so was schon mal gesehen" hätte.

„Neugeborenen-Akne", antwortete ich. „Kommt, geht, wandert, wird mehr, wird weniger und ist dann irgendwann ganz weg."

„Hm. Und was meinst du, sollte man da machen?", wieder Klaus.

„Nichts. Wenn Ihr es gar nicht aushaltet, könnt Ihr die Stellen mit Muttermilch oder mit einem Hauch Olivenöl betupfen."

„Hm."

Klaus war in Sorge.

„Hm. Ich habe da ein ungutes Gefühl, mich da jetzt einfach so drauf zu verlassen. Nachher ist es doch noch was Schlimmes. Heute Abend rufe ich mal den Professor an. Der hat uns gesagt, dass wir ihn im Notfall immer erreichen können. Es ist so ein Segen, dass wir so einen guten Draht zum Professor haben", war Klaus erleichtert.

Ich glaube, Klaus hätte Hanna-Sophie am liebsten mit dem Helikopter in die Notaufnahme des Kinderkrankenhauses einfliegen lassen. Oder zum Professor nach Hause.

Ein paar Tage später – der Professor hatte ebenfalls eine Neugeborenen-Akne diagnostiziert und ebenfalls eine zurückhaltende, abwartende Haltung empfohlen („Gut, dass wir den Professor haben. Ich hätte diese Ungewissheit gar nicht ertragen.") – verabredeten wir uns erneut, denn Hanna-Sophie sollte baden.

Als ich bei Janine und Klaus angekommen war, öffnete Klaus mir gestresst die Tür. Er müsse jetzt erstmal die Badewanne vom Dachboden holen beziehungsweise die auch erstmal suchen. Man käme ja zu nichts!

Hanna-Sophie schlief friedlich im Arm der Mutter. Tief und fest.

„Wollen wir nicht lieber einen neuen Termin ausmachen? Ich kann mir vorstellen, dass Hanna-Sophie ein Wannenbad jetzt eher nicht so schön findet, wenn sie gerade so fest schläft und wir sie aus ihrem Schlaf rausreißen."

Klaus bedachte mich mit seinem „Ich frage lieber den Professor"-Blick.

„Nein, ich habe mich auf diesen Tag intensiv vorbereitet!"

Ja. Das sah ich. Die Wanne musste ja, wie gesagt, erst noch gesucht werden. Gut. Bitte sehr.

Klaus ging auf den Dachboden und kam dann schon nach 30 Minuten wieder mit der Wanne herunter. Sein Blick war mal wieder voller Sorge um Leib und Leben.

„Die können wir direkt entsorgen. Direkt! Die ist beschädigt, die können wir nicht mehr gebrauchen!"

Nun ja. Sie war etwas staubig.

„Wo ist ein Glitzischwamm und wo etwas Spüli?", fragte ich und putzte die Wanne. Sie erstrahlte sofort in hellem Glanze und war einsatzbereit. Falls der Professor nicht etwas anderes empfehlen würde, natürlich.

Hanna-Sophie schlief noch immer. Aber das Wannenbad musste stattfinden. Dringend.

Natürlich schrie Hanna-Sophie wie befürchtet und Klaus drängte mich von der Wanne weg. Er würde mir jetzt mal zeigen, wie ihm der Professor das mal erklärt hatte.

„Schau? Sie beruhigt sich!"

Nun ja. Sie schrie eigentlich genauso laut weiter. Aber gut.

Nach zehn Minuten Wannenbad (viel zu lange an sich, aber Klaus hatte sich auf ein langes Wannenbad vorbereitet, wie er mir sagte), legte Klaus eine immer noch schreiende Hanna-Sophie ins Badetuch und verkündete, er müsse sich erstmal sammeln und darüber nachdenken, was seiner Tochter das Wannenbad denn so verleidet hätte.

Auch Janine verließ den Raum und bat mich beim Hinausgehen: „Könntest du sie bitte anziehen? Der Klaus ist, glaub ich, sehr außer sich. So was nimmt ihn immer sehr mit. Ich kann das gar nicht aushalten, wenn der Klaus so leidet. Meinst du, wir hätten mit dem Bad nicht doch noch warten sollen?"

Ernsthaft.


Ein paar Tage später hatten sich alle wieder gesammelt und der nächste Hausbesuch stand an.

Wenn ich Termine vergebe, mache ich darauf aufmerksam, dass ich durchaus auch mal 20 Minuten eher oder später an der Tür klingeln könnte. Je nach Verkehrssituation und vorangegangenem Hausbesuch.

„Das ist ÜBERHAUPT kein Problem!", hatten Klaus und Janine beim Vorgespräch versichert.

13 Uhr war verabredet, 12:40 Uhr klingelte ich an der Tür. Janine öffnete mir mit ängstlichem Gesichtsausdruck, Klaus war am Toben. Sein Gesichtsausdruck war mehr als genervt.

„Ach DU bist das. Es ist gerade nicht so passend. Wir essen gerade", lautete seine Begrüßung.

Ich bot an, mich ins Wohnzimmer zu setzen und zu warten.

„Ja, meinetwegen."

Ich saß also im Wohnzimmer, schaute aus dem Fenster und wartete artig. Klaus und Janine waren in der Küche, die übrigens direkt ans Wohnzimmer angrenzte. Somit waren sie nur knappe fünf Meter von mir entfernt.

„Für wann hatten wir die denn überhaupt einbestellt?", fragte Klaus Janine genervt.

DIE! EINBESTELLT!

„Für 13 Uhr", antwortete Janine leise.

„Und wie spät ist es? 12 Uhr 40! Das ist nicht 13 Uhr!", schnaubte Klaus durch die Zähne.

Privatversichert hin oder her. Das reichte mir ehrlich gesagt.

„Ich klingle einfach um 13 Uhr noch einmal, in Ordnung?", fragte ich. Schon mit Heulekloß im Hals.

„Tschüß", polterte Klaus, der sich nach dem nicht zufriedenstellenden Wannenbad offensichtlich immer noch nicht genügend gesammelt zu haben schien.

Janine brachte mich zur Tür. Sie tat mir sehr leid. Mit großen, um Verständnis bittenden Augen sah sie mich an.

„Danke", flüsterte sie.

Draußen ging ich einmal um den Block. Und heulte. Ich rief meine Kollegin Milla an und klagte ihr mein Leid. „Da musst du dir einfach ein dickeres Fell zulegen", empfahl sie mir. „Beim Arzt können die sich auch nicht so benehmen!" „Stimmt. Beim Professor machen die so was bestimmt nicht!", heulte ich. „Beim nächsten Mal sagst du denen einfach, dass die Terminabsprache klar geregelt ist und dass der Hausbesuch entweder jetzt stattfindet oder gar nicht, und dass du den Termin in jedem Fall in Rechnung stellen wirst. Das muss denen doch klar sein, dass sie nicht die Einzigen sind, die du am Tag betreust!"

Das war ein guter Rat.

12 Uhr 59 stand ich mit gezücktem Zeigefinger vor der Klingel an der Tür von Janine und Klaus. Ich schaute auf den Sekundenzeiger. Noch 5 Sekunden ... noch 4 ... noch 3 ... noch 2 ... noch 1 ...

DINGDONG!

Klaus öffnete mir die Tür und bleckte mir seine Zähne und viel Zahnfleisch entgegen.

„DAS ist ja schön! Du kommst, ich gehe! Tschüß!"

Das war in der Tat sehr schön.

Es gab keinen Hausbesuch mehr, an dem Klaus zugegen war. Entweder war er überhaupt nicht im Haus oder verschwand türenknallend in seinem Arbeitszimmer und blieb dann dort.

Ich rechnete fest damit, dass Janine mir irgendwann eröffnen würde, dass sie sich eine andere Hebamme suchen müsste, wegen Klaus. Tat sie aber nicht. Wie sehr hätte ich sie verstanden. Wirklich. Was für ein Druck muss das für sie gewesen sein. Ich fragte mich ernsthaft, was sein Problem war.

Ich fand keine Antwort. Vielleicht war er einfach schwierig.

Oder Geometrie.

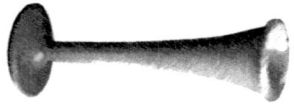

*„Was'n das für'n Spast ..."*

*„OLE! Letzte Verwarnung!"*

*„Ja, sorry, Frau Meier. Aber hallo? Ist doch wahr. Wozu waren Sie denn da, wenn der Spast ... also der Mann eigentlich lieber mit dem Professor gesprochen hätte?"*

*„Naja, da darfst du dich beruhigen. Ist ja alles nur hypothetisch, was ich euch hier erzähle!", versuchte ich Ole zu beruhigen.*

*„Ja aber trotzdem. Frau Meier ist auch mal voll ausgerastet, als wir sie gefragt haben, ob unser Direktor Mathe nicht noch besser kann als sie. Als Schulchef und so."*

*„Frau Meier, nicht böse sein, aber kann doch sein, oder? Ein Zahnarzt weiß ja manche Sachen auch besser als die Zahnarzthelferin."*

*„Ich finde, den Vergleich kannst du so nicht bringen, Vanessa", fand Frau Meier.*

Apropos Zahnarzt ...

# Die Wahrheit über die Zahnvererbungslüge

Als Hebamme lernt man so viele Menschen kennen. Das macht nicht unbedingt dümmer. Im Gegenteil.

Ich betreute Anja und Stefan. Sie Zahnärztin, er Politiker im Landtag. Sie erwarteten Zwillinge. Doppelte Aufregung, doppelte Vorfreude.

Es gibt eine schon ewig während Diskussion zwischen Kinderärzten und Hebammen, was die Rachitisprophylaxe bei Neugeborenen angeht. Kinderärzte empfehlen in der Regel Fluortabletten, Hebammen nicht. „Hat Ihnen bestimmt Ihre Hebamme den Floh ins Ohr gesetzt und von abgeraten, vom Fluor, stimmt's?", werden die jungen Eltern dann meist gefragt, wenn es mit ihrem Neugeborenen zur U3 geht.

Für viele Gynäkologen und Kinderärzte sind wir – das ist mein Eindruck – ein explosives Gemisch aus veganer Esoterik und biologisch abbaubaren Globuli und anderem undurchsichtigen Hokuspokus.

Allerdings sind sich die Zahnärzte bezüglich der Prophylaxe so ziemlich einig darüber, dass Fluor nur lokal am Zahn wirkt. Welches

Neugeborene hat schon einen Zahn? Auf Vorrat geht's nun mal auch nicht, so eine Prophylaxe. Hätte wahrscheinlich genauso viel Sinn, wie sich prophylaktisch mit Chemotherapien zu versorgen, damit man bloß nie Krebs kriegt.

Anja, die hokuspokuslose Zahnärztin bestätigte mir das und sprach sich ganz klar gegen Fluor für Neugeborene aus. Ich wollte da keine Frage offenlassen und fragte:

„Wie ist das mit Kindern, bei denen schlechte Zähne in der Familie liegen? Da lieber auch nicht?"

Leute, ich hatte soeben eine Bequemlichkeitslüge aufgedeckt! Wissenschaftlich fundiert, sogar.

Zahnfarbe und Kieferstellung sind sehr wohl vererbbar. Aber nicht die Zahnqualität. „Karies liegt in unserer Familie, da kann man nichts machen!", das stimmt einfach nicht.

Zähne zweimal täglich überall und gründlich mit einer Zahnpasta putzen (und nicht nur die Zahnbürste nass machen und zurück in den Becher stellen ...), nach dem abendlichen Zähneputzen keine Fruchtgetränke oder Tees trinken bzw. die auch nicht für den nächtlichen Durst am Bett stehen haben. Insgesamt ein Übermaß an Süßigkeiten und gesüßten Getränken vermeiden, und schon kann man einer Kariesgeschichte vorbeugen.

Schlechte Gewohnheiten, die ganz schnell mal Karies zur Folge haben können, die können sich natürlich auch mehr oder weniger „vererben". Was die Eltern schon immer so gemacht haben, machen die Kinder eben auch so. Ein Umdenken ist also angesagt!

Anja hatte die gute Laune erfunden, glaube ich. Als ihre süßen Zwillingsmädchen dann endlich da waren und ich ihnen diverse Hausbesuche abstattete, öffnete sie mir jedes Mal strahlend die Tür.

„Guten Morgen, wie geht's dir? Wie war die Nacht so?", fragte ich.

„Danke, super! Ich habe zwar nur eine Stunde geschlafen, aber da gibt's bestimmt auch Schlimmeres", antwortete sie. „Möchtest du einen Kaffee?", flötete Anja beschwingt auf dem Weg in die Küche, während ich ins Wohnzimmer ging, in dem die Zwillinge lagen.

Ihren Mann Stefan jaulte ich auch noch kräftig voll bezüglich der aktuellen Haftpflichtproblematik, und ob er da nichts tun könne. Die Gelegenheit wollte doch beim Schopfe gepackt werden! Das sei zwar nicht sein Gebiet, aber er würde da mal horchen, versprach er und lächelte mich mit bestimmt von Anja höchstpersönlich perfekt gepflegten Zähnen an.

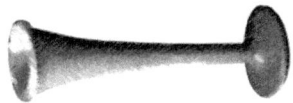

*„ZWILLINGE!!! WIE SÜÜÜÜÜÜÜÜÜÜÜÜÜÜÜÜÜÜÜÜÜSS!",* kreischten Melanie, Elisa und Verena.

*„Naja, ich weiß nicht. Überleg mal, du hättest zwei von diesen Puppen! Alter, ich würd mich umbringen!", fand Ole. „Die Deutschen kriegen im Schnitt nur 1,3 Kinder, stand neulich irgendwo. Ich glaub, ich will nur eins. Wenn überhaupt."*

*„Kinder sind auch voll teuer, sagt mein Vater immer", meinte Vanessa. „Schon allein die Spielsachen. Die ganzen Playstations, MP3-Player und so. Brauchen die ja. Sonst machen die ja nur Blödsinn, sagt meine Tante."*

## Wie Weihnachten, nur besser

Rabea und Gerd betreute ich während der Schwangerschaft und im Wochenbett ihres vierten Kindes, der vierten Tochter. Sehr neidisch beobachtete ich, dass ihre drei „Großen" – sie waren drei, vier und neun Jahre alt – keinen Fernseher, keine Spielekonsole und überhaupt nichts Elektronisches benötigten.

Sie puzzelten, malten, kneteten und spielten miteinander, ohne dass Rabea auch nur ein einziges Mal „Hört bitte auf damit!" sagen musste. Beeindruckend.

Das erlebe ich sonst oft anders. Entweder gibt es ein durchgängiges „HÖR BITTE ENDLICH AUF MIT DEM QUATSCH!", oder ein Dauerparken vor Fernseher & Co.

Ich kannte Rabea über den Kindergarten und war Zeugin davon, dass sie (da hatte sie allerdings „erst" drei Mädchen) das Catering eines 40. Geburtstages allein übernommen hatte, zusätzlich ihre Kinder bei ihr waren und sie außerdem noch auf drei andere Kinder aufpasste. Sie erledigte mit einer Freundin den kompletten Abwasch, räumte hinterher auf und verließ entspannt als so ziemlich Letzte die Feierlichkeiten. Außerdem arbeitete sie schon damals ehrenamtlich für eine Organisation, die Schwangere in Notlagen unterstützte. Der feste Glaube an Gott rundete die ganze Sache ab.

Dieses Gottvertrauen und das Vertrauen in sich selbst begleiteten sie durch eine ziemlich unspektakuläre Schwangerschaft. Sie gestaltete sie sich selbst unspektakulär, indem sie nicht die Ultraschallflatrate gebucht und auf sämtliche Pränataldiagnostikuntersuchungen verzichtet hatte.

„Was soll schon sein?", sagte sie zu dem Thema. „Und überhaupt, was kommt, wird gewickelt und lieb gehabt!"

Ich liebte sie für diese Einstellung.


Ihre Tochter Johanna wurde ambulant geboren und da wir eigentlich sowieso für den Tag einen Termin für eine Schwangerenvorsorge vereinbart hatten, wurde das eben der erste Wochenbettbesuch.

Morgens um acht Uhr fuhr ich zu der Familie und fand sie kuschelnd und überglücklich mit ihrer Tochter im Bett. Zwei der großen Schwestern saßen ehrfürchtig am Bett und betrachteten ihre neue Schwester liebevoll. Gerd präsentierte mir diesen Anblick mit größtem Stolz. Dieses Bild war einfach so wunderschön. Mutter und Kind in Ruhe, in liebevoller Symbiose, völlig unerschrocken, völlig behütet und völlig beschützt.

„Herzlichen Glückwunsch", flüsterte ich und musste fast etwas heulen, so schön war das.

„Danke", freute Rabea sich leise lachend. Die Glückseligkeit strahlte ihr aus allen Poren.

Die kleinste – pardon, jetzt ja nur noch zweitkleinste – Schwester war am vorangegangenen Tag ins Bett gegangen, da war Rabea noch schwanger gewesen. Nachts gingen die Wehen los, Gerd fuhr Rabea ins Krankenhaus und die Oma war ins Haus gekommen. Die zweitkleinste schlief noch.

Und dann war sie wohl aufgewacht, kam in dieses Schlafzimmer, das vor Glück, Freude und Liebe ganz still vor sich hinsprudelte, erblickte ihre kleinste Schwester und blieb ganz verzaubert stehen, näherte sich ihr dann langsam und gab ihr einen Kuss auf die Stirn.

Das war wirklich ein Gefühl wie an Weihnachten. Johanna war das Christkind, auf das sich alle so wahnsinnig gefreut hatten, und nun war es endlich geboren. Nicht im Stall, aber der Zauber war genauso groß. Mein Beruf ist einfach wundervoll.

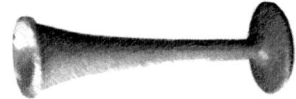

*„Voll schööööööön", schwärmte Verena. „Hört sich voll romantisch an. So soll das bei mir später auch mal sein. Irgendwann, wenn ich mal so richtig erwachsen bin und so."*

*„So romantisch ist das nicht", warf Ole ein. „Das Baby von meinem Onkel, das schreit den ganzen Tag. Voll nervig."*

*„Quatsch", meine Stefanie. „Das Kind von meiner Tante, das schläft fast den ganzen Tag. Oder trinkt. Babys schlafen voll viel. Die meiste Zeit eigentlich!"*

# Seiner Zeit voraus

Während einer Schwangerschaft leiden die meisten Frauen anfangs unter Übelkeit, vielleicht auch unter Sodbrennen. Meistens legt sich das dann bis zur 16. Schwangerschaftswoche.

Anschließend können sie unter Wassereinlagerungen, Rückenschmerzen, Abgeschlagenheit leiden. Unter Stimmungsschwankungen auch. Darunter leiden aber dann meist die Männer.

Ich möchte mal behaupten, ohne hier irgendeine Studie oder Statistik vorliegen zu haben, dass die meisten Schwangerschaftsbeschwerden durch entsprechende Beratungen, Akupunktur, Tapes, Homöopathie, Schüßler Salze oder sonst was zu lindern sind. Erfahrungsgemäß zumindest.

Viele schwangere Frauen leiden unter überhaupt gar nichts und empfinden die Schwangerschaft als den angenehmsten Abschnitt ihres Lebens.

Magdalena konnte das nicht so sagen. Eine unglaublich drahtige kleine hübsche Frau aus Russland, die in höherer Position eines großen Unternehmens arbeitete und durchaus auch ehrgeizig an ihrer Karriere festhielt. Wirklich ehrgeizig, obwohl es ihr körperlich einfach nicht gut ging. Der Haushalt sah natürlich tipptopp aus, wie bei so ziemlich allen Frauen ihrer Nationalität übrigens.

Ich persönlich kenne so gut wie keine Russin, die nicht schon mal unter einem Milchstau oder einer Brustentzündung zu leiden hatte. Meistens erlebe ich es so, dass diese Frauen keine Ruhe zum Stillen finden oder sie sich einfach nicht nehmen, denn „Der Boden muss gebohnert werden, muss ich gleich machen." oder „Besuch kommt in 15 Minuten, ich muss noch backen, kochen, putzen und mich schminken." oder „Die Fenster sind mal wieder dran, ich mach das gleich mal." So was in der Art ist es meist.

Der Verstand weiß um die Notwendigkeit des Stillens nach Bedarf. Das Herz wedelt aber schon verführerisch mit dem Putzlappen.

Ja, ich höre den Aufschrei: „Zu pauschal! Das ist nicht verallgemeinerbar! Das ist Rassismus und total respektlos!"

Ist ja gut. Man darf sich beruhigen. Ich spreche nur davon, was ich persönlich so erlebe und was mir ein paar russische Bekannte bestätigen.

Magdalena bildete hier stillmäßig übrigens so ziemlich die einzige Ausnahme, die ich kennenlernte. Sie stillte wie ein Weltmeister und hätte noch zwei weitere Bundesländer zusätzlich mit Muttermilch beliefern können.

Nun war sie aber erstmal noch schwanger. Und immer müde. Ihr Bauch tat ihr sehr weh, so dass sie nicht schlafen konnte. Bei so drahtigen Frauen, wie ihr verursacht das Bauchwachstum oft echt Probleme. So richtig was machen kann man da nicht, außer Wärme auszuprobieren, sich hinzulegen, den Bauch einzucremen. Auch homöopathisch oder akupunkturmäßig war ihr nicht zu helfen.

Ich war immer lange bei ihr und gemeinsam waren wir uns sicher, dass alles besser werden würde, wenn ihr Sohn dann bald geboren werden würde.

Ihr kleiner David erblickte das Licht der Welt und der erste Wochenbettbesuch war, wie fast überall, magisch. Es ist wirklich etwas Besonderes, dieser erste Wochenbettbesuch nach der Geburt. Auch Väter, die sonst „die ganz harten Typen" sind, können eine gewisse Zärtlichkeit in ihren Gesichtern nicht verbergen. Ganz still sind sie oft, es noch nicht ganz begriffen habend, und die Mütter sehen trotz ihrer häufig auftretenden Blässe doch sehr schön aus. Was Liebe alles so macht. Tja. Hass macht hässlich. Und Liebe macht schön.

Kaffee und Schokolade gab es hier wie immer in rauen Mengen, sehr gastfreundlich waren Magdalena und ihr Mann Alex. Das Haus war blitzeblank. Auch wie immer.

„David schläft noch gar nicht so richtig durch", wunderte Magdalena sich. Die ja gehofft hatte, dass nun alles wieder richtig toll werden würde.

„Na, da warte lieber auf den Weltfrieden als darauf, dass David demnächst nachts durchschläft. Vor allem dauerhaft", sagte ich.

Alex musste lachen.

„Siehst du? Hab ich doch gesagt, das dauert alles seine Zeit."

Wenn er gewusst hätte, wie lange „seine Zeit" bei seinem Sohn dauern würde. Wenn wir es alle gewusst hätten …

Er guckte seinen wirklich niedlichen Sohn so glücklich an, ich glaube, er hätte ihn gern selbst gestillt.

Aller Anfang ist schwer. Oft zumindest. Das ist gar nicht so verwunderlich. Aber hier war es so, dass Magdalena mir bei jedem Wochenbettbesuch weinend die Tür öffnete mit den Worten:

„Ich bin so wahnsinnig müde. Er schläft einfach nicht ..."

Ich fragte mich, mit wie wenig Schlaf ein Mensch so auskommen konnte. Für mich wäre das nichts gewesen. Mich machte der Klinikschichtdienst während der Ausbildung schon fertig. Aber wenn man keine Wahl hat, erträgt man wohl irgendwie alles. Muss ja.

Ich hatte gelernt, dass Babys um den dritten, sechsten und neunten Lebenstag häufig sehr unruhig sind, da sie ihre Geburt noch mal durchmachen und den Tag verarbeiten. Das ist auch wirklich oft genauso zu beobachten.

Mit der dritten Lebenswoche kommt noch eine weitere ziemlich nölige Babyphase auf die Eltern zu und mit der sechsten und achten Lebenswoche auch noch mal. Das sind Phasen. Wachstumsphasen. Psychischer und physischer Natur. Man muss es sich wohl so vorstellen wie Schulunterricht ohne Wochenende an einem Stück. Es gibt Lieblingsfächer, mit denen kann man sich in der Häufigkeit arrangieren. Aber dann gibt's ja auch so schlimme Dinge wie Mathe, Physik, Informatik und Geschichte. Die erträgt man irgendwie. Um dann hinterher genervt alles fallen zu lassen und eine Runde laufen zu gehen, um den Kopf freizukriegen.

Das ist bei Babys nicht anders. Ihre Lieblingsfächer sind Stillen, Chillen und auf Mamas Arm abhängen. Sich mit immer neuen Gerüchen, Geräuschen und Berührungen und Stimmen auseinanderzusetzen gehört eher zu den „Dislike"-Fächern.

In den Babygehirnen finden wahre Feuerwerke an Synapsenneubildungen statt. Bei uns ist da nicht mehr so viel los.

Babys erfahren schon fast eine Reizüberflutung und dann machen sie dieser Überreizung Platz, indem sie schreien. Es kann auch vorkommen, dass alles doof gefunden wird. Stillen doof, Auf-den-Arm-genommen-werden doof, Hingelegt-werden doof, Rumgetragen-werden doof. Ein bisschen wie Pubertät ist das.

Und das tröstende Mantra lautet jeweils: „Das ist eine Phase. Das geht vorbei."

Tja, bei David hielt die an. Die Phase. Vielleicht waren das auch viele Phasen hintereinander.

Ich weiß es nicht.

David wirkte irgendwie immer unglaublich angespannt und unzu-<br>
frieden, dabei nahm er überdurchschnittlich gut zu und Magdalena<br>
und Alex trugen ihn abwechselnd durch die Gegend.

Die Besuche beim Kinderarzt, Homöopathen und Osteopathen ver-<br>
liefen ergebnislos. Das Kind war gesund. David schlief höchstens 20<br>
Minuten am Stück. Und war dann mindestens drei bis vier Stunden<br>
wach und unzufrieden.

Es fiel Magdalena schwer, ihn zwischendurch ein paar Stunden an<br>
Alex oder ihre Mutter abzugeben, um sich auszuruhen. Das mach-<br>
te sie zwar zwischendurch mal, aber die Zeit wollte sie nutzen und<br>
schrubbte das Haus oder kaufte schnell was ein.

Das ging zehn Monate so. So lange betreute ich diese Familie.

Und mit zehn Monaten konnte David laufen. Ohne, dass seine Eltern<br>
ihn dazu ermuntert hätten. Ich hatte das Gefühl, dass David immer<br>
schon etwas mehr können wollte, als tatsächlich möglich war.

Er war mit dem Willen seinem aktuellen Entwicklungsstand immer<br>
irgendwie deutlich voraus.

Wer weiß, was aus ihm mal wird.

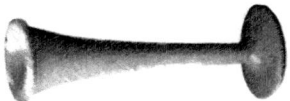

„David ist ja noch schlimmer als meine Simulationspuppe!", mein-<br>
te Ole. „Ich war so genervt heute Nacht von dem Geschrei, ich hab<br>
erstmal meine Mutter geweckt und die gefragt, was ich mit der Puppe<br>
machen soll! Die wusste das auch echt. Ich hab die dann gefragt, wo-<br>
her die das weiß. Und meine Mutter meinte dann, dass ich auch so ein<br>
Schreihals war. Ehrlich, ich schwöre, Alter. Wenn ich mal 'ne Freun-<br>
din hab und die mir sagt, die will ein Kind, mach ich gleich Schluss<br>
mit der. Mit 40 oder so geht das bestimmt, aber vorher. Nee. Respekt<br>
an Magdalena. Echt Mann. Respekt."

„Sie haben vorhin gesagt, dass Sie manche Familien gemeinsam mit<br>
dem Jugendamt betreuen", warf Frau Meier ein. „Hätten Sie da ein<br>
Fallbeispiel für uns?"

# Meine Grenze

Yvonne und Daniel erwarteten ein Baby und wohnten in der schlimmsten Ecke unserer Stadt. Wirklich. Nachts konnte man da nicht gefahrlos spazieren gehen.

Diese Gegend hatte häufig Polizeieinsätze zu verzeichnen. Fast jede Nacht war da irgendwas los. Meist ging es um Drogen oder häusliche Gewalt.

Mit meinem sehr naiven Hebammenherz war ich mir aber sicher, dass Yvonne und Daniel hier gar nicht hergehörten und sie nur deshalb hier wohnten, weil sie einfach kein Geld hatten. Hier würde bestimmt alles gut ablaufen. Sie würden auch ganz bestimmt bald heiraten und umziehen, denn hier konnte ein Kind wirklich nicht aufwachsen.

Todsicher war ich mir da. So würde es werden. Ja!

Yvonnes Nachname war in der Schreibweise so einfach wie Müller. Sagen wir einfach mal, Yvonne hieß so mit Nachnamen. Hieß sie natürlich nicht, aber wir tun mal so. Auf dem halb abgerissenen Türschild stand „Müllre". Gab ja die unterschiedlichsten Schreibweisen. Warum nicht.

Ich klingelte und hoffte, keinen elektrischen Schlag oder eine ansteckende Krankheit zu bekommen. Da waren wirklich viele Kabel zu sehen und der Klingelknopf war extrem klebrig. Ich wollte nicht wissen, wovon, und war sehr glücklich darüber, mein Händedesinfektionsmittel stets bei mir zu tragen.

Es surrte, und ich trat durch die Eingangstür. Es war mehr ein Brett, auf das vorher sichtbar eingetreten worden war.

Der Treppenflur des Wohnungsbaus roch nach Urin und altem Zigarettenqualm. Das Treppengeländer war, wenn es denn in Teilen vorhanden war, bis zur Unbenutzbarkeit zerstört. Die restliche Farbe, die noch an den Wänden klebte, blätterte ab. Und genau so verhielt es sich mit dem Linoleumboden.

An der Wohnungstür, in die „Müllre" hineingeritzt und mit Edding nachgekrakelt worden war, klopfte ich an.

Es gab nur offene Kabel, mit denen ein Geübter wahrscheinlich ein Klingeln hätte auslösen können. Das war mir zu heikel. Die Tür wurde aufgeschlossen und ich blickte in ein höchst misstrauisches Gesicht.

„Ja? Was?", fragte Yvonne.

Nachdem wir geklärt hatten, was ich wollte, nämlich das mit ihr vereinbarte Vorgespräch abhalten, bat sie mich herein, in ihre … Wohnung. Die Wohnung sah in etwa so aus wie der Treppenflur. Es gab keine Türklinken, dafür aber viel, viel Schimmel. Es roch nicht nach Urin, dafür aber ebenfalls nach Zigarettenqualm und irgendwas Süßlichem. Kannte ich bis dato noch nicht.

Daniel zockte am überdimensional großen LED-Flachbildfernseher und rauchte dabei. „Tach", sagte er zur Begrüßung. Sein Blick blieb wie hypnotisiert auf den Bildschirm geheftet.

Yvonne war nervös. Sehr flatterig und unsicher. Ich sollte später den Grund dafür erfahren.

Heroin habe sie in frühen Jahren genommen, erzählte sie mir. Aber sie sei nun clean und würde außer Nikotinzigaretten („So zehn, fünfzehn Stück am Tag.") nichts weiter konsumieren.

Meine übliche, sehr offene Aufklärung zum Thema „Rauchen in der Schwangerschaft" ereilte sie sofort.

„Das ist schlecht? Rauchen?"

Sie war sichtlich überrascht.

„Ähm … nun ja. Ja. Echt", antwortete ich.

Ab dem folgenden Hausbesuch war sie übrigens Nichtraucherin, wie sie mir sagte. Ich wollte ihr das gern glauben. So richtig einfach war das nicht. Die Wohnung roch einfach immer noch nach Rauch.

„War Daniel", erklärte Yvonne.

Die betreuten Frauen müssen jeden Besuch auf einer Versichertenbestätigung quittieren. So auch Yvonne.

Im Mutterpass stand ihr Nachname so geschrieben: „Müller". Auf ihrer Versichertenkarte ebenfalls.

Yvonne war bei jeder Unterschrift sehr unsicher. Sie wusste nie, wie sie anfangen sollte. Und unterschrieb dann mit „Müllre".

„Müllre ist die richtige Schreibweise?", fragte ich. „Dann schreib ich mir das auch so auf."

„Hä?", Yvonne guckte mich irritiert an. „Ach so. Ja, ich weiß auch nicht so genau. Geht beides."

Wie mir ihre Mutter mitteilte, war Yvonne Legasthenikerin. Das musste ihr das Leben wirklich ungeheuer schwer machen. Sie tat mir gleich noch eine Spur mehr leid.

Eines Tages, wir waren zu einer Schwangerenvorsorge verabredet, öffnete sie mir die Tür und konnte mich kaum ansehen. Das gedimmte Flackerlicht im Treppenflur schien ihr viel zu hell zu sein. Kopfschmerzen hätte sie, übel sei ihr. Und sie war total aufgedunsen. Im Urin zeigte sich die mit den Teststreifen stärkste zu messende Konzentration an Eiweiß, und ihr Blutdruck war deutlich höher als sonst. Nicht zu hoch, aber doch einfach wirklich höher.

„Du musst ins Krankenhaus", sagte ich ihr. „Die nehmen dir da Blut ab und untersuchen es auf eine Schwangerschaftsvergiftung."

„Oh nee, nä?", meinte Daniel. „Da muss ich vorher aber noch mit dem Köter raus, kurz vor die Tür. Der scheißt mir sonst alles voll. Muss das echt? Und was, wenn nicht?"

Ich erklärte ihm die Lebensbedrohlichkeit für Mutter und Kind, die von einer bestätigten Präeklampsie ausgeht.

Daniel sah sehr wütend aus, ballte beide Fäuste und atmete tief durch.

„Wo issn der Scheiß-Köter jetzt? Ach Scheiße, Mann."

Der kleine Mischling aus irgendwas („Manchmal beißt der, vielleicht muss der ins Heim.") lag unterm Tisch. Daniel machte sich ausgehfein. Schwarze Kapuzenjacke, schwarzes Basecap. Seine tiefliegenden, riesigen Augen und seine krank anmutende weiße Haut ließen ihn in einer optischen Gefährlichkeit erstrahlen, die mir etwas Angst machte.

„So willst du raus?", fragte ich.

„Wieso?"

„So wirst du direkt verhaftet, weil du aussiehst wie ein Schläger!"

Er war verängstigt und zog sich sofort um. Daniel sah nun etwas harmloser aus. Ich wartete, bis er mit dem Hund eine Minigassirunde gedreht hatte, und fuhr weiter, als ich sicher sein konnte, dass Yvonne und Daniel den Weg in die Klinik angetreten hatten.

Auf dem Weg dorthin bekam Yvonne auf einmal heftige Wehen und auf dem Weg in den Kreißsaal dann ihr Baby. Die Blutergebnisse hatten bestätigt, dass sie tatsächlich eine knackige Schwangerschaftsvergiftung hatte.

Zwei Tage später rief sie mich an.

„Die wollen mich nicht entlassen!", heulte sie.

„Oh, warum?", fragte ich.

„Die haben gesagt, da sind Drogen in meinem Pipi!"

„Und? Sind?"

„Natürlich nicht!" Yvonne war empört.

Also versprach ich ihr, mich mit meinem Labor in Verbindung zu setzen und zu besprechen, wie man einen todsicheren Drogentest durchführen und so ihre Unschuld beweisen könnte.

Mit den Ergebnissen meiner Recherchen fuhr ich direkt zu Yvonne ins Krankenhaus. Sie empfing mich mit düsterem Gesicht.

„Ja, hab Drogen genommen", maulte sie bockig. Als wäre das meine Schuld.

„Und du?", fragte ich Daniel. „Hast du das auch gemacht?"

Schon wieder ballte er die Fäuste, atmete tief durch und antwortete durch die Zähne „Ja."

„WOLLT IHR MICH VERARSCHEN?", brüllte ich.

Ich konnte es wirklich nicht glauben und fühlte mich persönlich getroffen. Yvonne blickte ängstlich zwischen mir und Daniel hin und her. Daniel schnaubte leicht. Wie Hulk Hogan, bevor der immer grün wird. Mir machte das Angst und ich stellte mich aufrecht hin, damit ich etwas größer war als er. Seine Atmung wurde ruhiger, die Fäuste blieben geballt.

Wir sprachen dann irgendwann etwas ruhiger darüber, wie es nun weitergehen sollte. Ich war enttäuscht. Und wie. Es war zwar nicht mein Problem, aber ich wurde angelogen und musste nun zusehen, wie ich mit dieser mir völlig neuen Situation umzugehen hatte. Menschlich und fachlich im Sinne von juristisch. Was machte man da? Ich wusste es noch nicht so genau.

Der kleine Kevin lag jedenfalls auf der Neugeborenenintensivstation, hatte größte Entzugserscheinungen und es ging ihm nicht besonders gut.

Ich wurde am selben Abend vom Jugendamt angerufen. Man würde sich der Sache annehmen, aber meine Arbeit als nachsorgende Hebamme für Kevin, für den bereits Pflegeeltern parat stünden, sei unabdingbar. Ob da nicht eine Familienhebamme eher was wäre, fragte ich. „Nee! Wir sind ja froh, dass Sie da einen Fuß in der Tür haben. Da riskieren wir mal lieber nichts!"

Verstand ich nicht so ganz. Ich traute mich aber irgendwie auch nicht, da jetzt die große Diskussion anzufangen.

Yvonne und Daniel durften ihr Kind also nicht behalten. War jetzt keine so große Überraschung. Allerdings wurde Yvonne so ziemlich uneingeschränktes Besuchsrecht eingeräumt. Die Pflegeeltern waren offen dafür, den Kontakt zwischen Mutter und Kind zu halten und vielleicht auch auf ein Happy End hinzuarbeiten. Wow. Das fand ich nett.

Das Jugendamt informierte mich darüber, dass eine Rückkehr bzw. auch nur ein Aufenthalt des Babys in Yvonnes und Daniels Wohnung auf gar keinen Fall stattfinden würde („Sie haben die Behausung da ja sicherlich gesehen ..."), und der Umgang Daniels mit Kevin sei absolut untersagt, denn Daniel sei polizeibekannt und mehrfach vorbestraft wegen diverser Gewaltdelikte. An Yvonne vor allem. Und an anderen Menschen, die ihn „provozierten".

Ich war froh, dass ich keine aufs Maul gekriegt hatte. Gelegenheiten hätte es da ja durchaus gegeben.

Ostern nahte. „Das Jugendamt geht in die Osterpause", informierte mich die zuständige Jugendamtsmitarbeiterin Frau Wangemann. „Sie müssten bitte täglich einen Besuch bei der Pflegefamilie absolvieren. Yvonne wird dort auch sein. Die Pflegefamilie ist sehr kooperativ und möchte Yvonne über Ostern dort übernachten lassen. Aber wenn Sie die tägliche Betreuung nicht gewährleisten können, ist das Kind weg. Wie sieht's aus?" Ja. Wie sah es aus ...

Klar. Ich fuhr hin. Ich versprach's.

„Was ist, wenn über Ostern was passiert? An wen wende ich mich dann?", fragte ich.

„Ach, puh, hm, irgendeine Notfallnummer gibt's da bestimmt", sagte Frau Wangemann. „Aber die müsste ich erst raussuchen ... Ach wissense, rufen Sie einfach die Polizei, wenn was ist. Aber was soll schon sein?"

Es lief einigermaßen gut. Yvonne war zugänglich für Tipps, die Pflegeeltern waren nett und freuten sich, dass ich kam.

Und dann, am Abend des letzten zugesicherten Betreuungstages, verschwand Yvonne mit Kevin, viel Bier und Zigaretten. Und wohl auch mit ein paar Joints.

Ich konnte das nicht fassen. Kevins Pflegevater fand Mutter – total zugekifft und betrunken – und Kind – schreiend und verräuchert – in der alten Wohnung bei Daniel und brachte Kevin wieder ins Haus der Pflegeeltern. Yvonne schrie ihn an, er solle „sich verpissen" und in deren „beschissene Spießerbutze" würde sie nie wieder einen Fuß setzen.

Für mich war das eine Grenze, die ich erreicht hatte. Ich hatte mir die Feiertage um die Ohren geschlagen, wäre gern bei meiner Familie gewesen. Als Ehefrau und Mutter. Ganz privat einfach. Aber nein, ich musste Mutter Teresa und Florence Nightingale in Personalunion sein und die Welt retten. Hatte ja super geklappt.

Ich informierte Yvonne, Pflegeeltern und das Jugendamt darüber, dass ich die Verantwortung sofort abgeben würde, egal, welche Konsequenzen das hätte. Das Jugendamt fand das „zeitlich ungünstig". Ob ich nicht noch eine weitere Woche bereit wäre, der Mutter eine Chance zu geben.

Nein. Ich war nicht bereit. Mutter und Kind waren aus meiner Sicht zu trennen. Nie vorher und nie nachher hatte ich das woanders so empfunden. Yvonne hatte einen Drogenentzug in Aussicht. Danach konnte dann alles anders aussehen. Danach. Aber nicht zu dem Zeitpunkt. Das war zumindest mein Eindruck.

Es kann sehr gut sein, dass ich mit meiner Einschätzung falsch lag. Eine Familienhebamme hätte das vielleicht anders gesehen und andere Wege gekannt. In dieser Situation fühlte ich mich allerdings ziemlich ausgesetzt und musste da auf mein Gefühl hören und das sagte: „Es geht nicht."

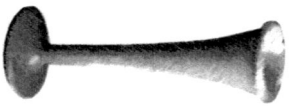

*„Voll schlimm", fand Vanessa.*

*„Ja. Voll die ..."*

*„OLE! Ich warne dich wirklich. Halt dich zurück!"*

*„Ja, Frau Meier. Aber ist doch wahr. Am besten wär's für Sie doch bestimmt, wenn die Frauen so zu ihren Kindern sind und sich so benehmen, wie Sie das selbst auch machen würden, oder?", fragte Ole mich.*

# Viele Wege führen nach Rom

Ich besuchte Romana zum Vorgespräch. Sie hatte bereits zwei Kinder, das dritte war unterwegs und die Hebamme, die sie bei den ersten beiden Mädels betreut hatte, wollte sie nicht wieder nehmen, weil sie sich kritisch ihr gegenüber geäußert hatte.

„Wegen dem Rauchen und so."

Das würde mit mir nicht anders werden, eröffnete ich ihr während des ersten Kontaktes in Form eines Telefonats.

„Ja, trotzdem."

Auch hier ging es in eine etwas „schwierige" Gegend. Zum Glück am Tage. Nachts wäre ich da nicht so gern hingefahren. Zu wenig beleuchtet, zu viel Aggressionspotenzial, zu viele Schlägereien. Diese Straße war zu einem Großteil bewohnt von einer Kultur, in der Hebammen und Vertreter medizinischer Berufe überhaupt nichts zu suchen hatten.

Ob ich da lieber zwei Straßen weiter weg parken solle, fragte ich Romana.

„Nee, ich bin eine von die Normalen. Keine Angst!"

Schön.

Aus den Fenstern der Wohnhäuser in der Straße guckten einige Leute sehr misstrauisch raus und beäugten kritisch und etwas angeekelt meine Person. Sie konnten sich sicher denken, dass ich als Hebamme hergekommen war. Ganz klischeehaft hatte ich mir nämlich eine richtig typische Hebammentasche zugelegt.

Das Treppenhaus des Sozialbaus, das ich betrat, war zwar auch jenseits von hygienisch und sauber, aber im Gegensatz zu dem Zustand, den ich im Wohnhaus von Yvonne und Daniel beobachtet hatte, war das hier schon fast steril.

Während ich die Treppenstufen hochstieg, hörte ich lautes Geschrei aus einer Wohnung.

„DU BESCHISSENES KIND! NIE MACHST DU, WAS ICH SAGE! KOMM HER! SOFORT! GIBT'N ARSCHVOLL!"

Oh Gott. Was machte man da? Jeder Außenstehende würde klugscheißerhaft mit erhobenem Zeigefinger dozieren: „Da musst du Zivilcourage zeigen und sofort eingreifen! Ist doch selbstverständlich! Unverantwortlich, wer das nicht macht!"

Ja, das mach' mal. Das ist nämlich gar nicht so einfach.

Wie geht man da wirklich vor? Tür eintreten, schreiende Person zu Boden schmeißen und dann?

Oder sachte anklopfen und fragen:

„Hallo? Haben Sie Ihrem Kind gerade einen Arschvoll angeboten? Das ist nicht so ganz okay."

Und dann?

Das Kind schien die Situation ganz gut im Griff zu haben. Ich kann nicht sagen, wie alt es wohl wirklich war. Ich denke mal zehn oder so.

„DU BLÖDE HURE! DANN TRET ICH DIR IN DEN FETTEN ARSCH!"

Es wusste sich also zu wehren. Oh je. Trotzdem. Es wurde etwas stiller, die zwei maulten sich gemäßigter an, aber ich vernahm keine Drohungen mehr.

Romana öffnete mir die Tür und sah, wie ich etwas ratlos herumstand, immer noch geflashed von der ... Konversation, die ich da gerade vernommen hatte.

„Na? Krass, wa? Mach dir keine Sorgen. Das ist da immer so. Das Jugendamt hat da auch schon mal vorbeigeguckt. So richtig machen kann man da nichts. Die sind hier halt so."

Nett.

In Romanas Wohnung war es sehr sauber. Alles war aufgeräumt. Stank nur etwas nach Rauch. Und nach viel Raumerfrischer.

„Du hast hier einen so schönen Balkon, Romana. Könntest du nicht einfach da rauchen?", fragte ich sie. „Dann raucht man ja schon automatisch weniger, wenn man sich erstmal dazu aufraffen muss rauszugehen. Wär doch schon mal was, oder?"

„Du riechst das hier echt? Ich hab extra eine komplette Sprühdose Raumerfrischer versprüht!", lachte sie. „Ihr Hebammen seid ja fast schlimmer wie die Bullen!"

Als, als, als, als, ALS die Bullen ... Egal.

Ihre beiden Mädels, drei und sechs, saßen mit einem Smartphone vor dem laufenden Fernseher. Gesichter und Fernsehbildschirm waren vielleicht 30 Zentimeter voneinander entfernt.

„Hi", sagten beide. Immerhin. Sie wirkten zufrieden.

Romana machte ihr Ding. Sie rauchte trotzdem noch in der Wohnung und versprühte dafür zwei Flaschen Raumerfrischer.

„Ich weiß ja, dass dich der Qualm stört."

Ich mochte Romana irgendwie. Sie hörte sich alles an, was ich aufklärungsmäßig zu sagen hatte. Und entweder sie setzte es um oder sie lachte und sagte: „Ja, hab ich schon gehört. Aber ich mach das trotzdem so."

Als ihre Tochter Vanilla geboren war (sehr zart, sehr klein, sehr kühl – wen wundert's), rauchte Romana erfreulicherweise nur noch draußen.

Es gibt für alles Standards, Leitlinien, Richtlinien und Empfehlungen. Auch für die Schlafbedingungen eines Neugeborenen. Es ist schon eine ganze Zeit her, da hieß es:

„Neugeborene sollen nur auf dem Bauch schlafen. Das verringert die Gefahr des plötzlichen Kindstodes." Während der Hebammenausbildung lernten wir: „Neugeborene sollen nur auf dem Rücken schlafen. Das verringert die Gefahr des plötzlichen Kindstodes."

Man darf nie glauben, die Wissenschaft habe der Weisheit letzten Schluss gefunden. Vor gar nicht allzu langer Zeit galt jeder, der meinte, ein Atom sei teilbar, schon fast als Gotteslästerer. Standards und Leitlinien gelten also immer nur so lange, bis es neue Erkenntnisse gibt. Ob sie richtig oder falsch sind, ist erstmal egal. Sie gelten dann jedenfalls, untermauert mit diesen und jenen Argumenten.

Wir Hebammen sind angehalten, uns fortwährend fortzubilden, um die neuesten Standards zu kennen und weiterzugeben. Wenn also jemand sagt: „Mein Kind schläft nur auf dem Bauch! Auf dem Rücken geht's einfach nicht", ist es nicht damit getan, zu sagen: „Schön! Nicht zu ändern." Denn sollte wirklich so etwas Grausames wie der plötzliche Kindstod passieren, kann uns das zum Verhängnis werden, denn: „Die Hebamme hat gesagt, das ist schon okay so."

Gerlinde, meine Kollegin aus dem Geburtshaus, ist für solche Geschichten immer mein Ansprechpartner. Sie ist so scharfsinnig wie ein Kriminalhauptkommissar sämtlicher Sondereinheiten. Sie weiß darüber Bescheid, wer in meinen Kursen angemeldet ist (selbst ich weiß das nie so ganz genau), wie viele Plätze noch buchbar sind, und falls mein Kurs schon voll ist, wie viele Plätze vielleicht doch noch möglicherweise zusätzlich buchbar wären. Wahnsinn.

Ich fragte sie jedenfalls, wie man denn bei solchen Geschichten vorginge, ohne juristisch belangt werden zu können, und sie gab mir die richtigen Worte mit auf den Weg.

Nämlich diese: „Die öffentlichen Empfehlungen sind diese und jene. Ihr seid die Eltern und müsst selbst entscheiden, ob ihr euch daran orientiert."

Vanilla schlief immer auf dem Bauch, wie mir Romana mitteilte. Und auch nicht im Elternschlafzimmer (ging platzmäßig gar nicht, ich hatte es selbst gesehen), die Heizung musste mindestens auf 20 Grad laufen, plus Decke, „sonst friert die". Die Hauptvorsichtsmaßnahmen der Prophylaxe des plötzlichen Kindstodes wurden also nicht eingehalten.

Gestillt wurde Vanilla ebenfalls nicht. Prenahrung? „Nee, da fang ich gleich mit der 1-er an, dann schläft die besser." Ja. Und kriegt auch schneller Karies. Was man hat, das hat man.

Was sollte ich da machen? Romana hatte das Urvertrauen, dass alles gutgehen würde. War mit ihren beiden großen Mädels ja auch so gelaufen.

Ich musste erkennen, dass einfach viele Wege nach Rom führen.

Vanilla ist mittlerweile groß geworden, es geht ihr gut, ihr soziales Umfeld ist stabil und sie macht einen sehr glücklichen Eindruck. Standards, Leitlinien, Richtlinien und Empfehlungen sind eben nicht immer durchzusetzen. Den eigenen Mutterinstinkt darf man vor lauter Standards nicht außer Acht lassen.

Es reicht offensichtlich häufig auch aus, wenn man in Kenntnis darüber gesetzt worden ist. Und sich dann doch begründet anders entscheidet.

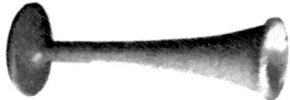

*„Haben Sie auch schon was so richtig Trauriges erlebt?", fragte Melanie.*

*„Ja. Schon. Aber wollt ihr so was wirklich hören? Frau Meier, was sagen Sie dazu?"*

*„Wenn die Schüler das hier interessiert ... Und wenn Sie etwas erzählen möchten."*

*Na gut.*

*„Ich erzähle euch jetzt mal etwas wirklich Trauriges. Aber nur ein Beispiel. Wer das lieber nicht hören möchte, geht raus."*

*Es blieben alle drinnen. Drei Puppen waren am Quäken. Ich begann, nachdem sie gewickelt und gefüttert worden waren.*

# Zwei kleine Engel

Claudia rief mich eines Tages an. „Guten Tag, ich suche eine Hebamme." Sehr nüchtern. Aber das ist bei der ersten Kontaktaufnahme auch gar nichts so Besonderes.

„Dann sind Sie hier richtig!", lachte ich.

„Ja, das dachte ich mir", begann sie und ihre Stimme wurde zittrig. „Ich habe gestern meine Zwillinge bei einer Fehlgeburt verloren."

Meine erste dienstliche außerklinische Begegnung mit so einer traurigen Geschichte war das.

Ich plante mir für diesen ersten Besuch sehr viel Zeit ein und wusste gar nicht so richtig, wie ich mich vorbereiten sollte. In der Klinik hatte ich das sehr wohl häufiger erlebt, dass Frauen Fehlgeburten erlitten. Es war jedes Mal unsagbar traurig.

Aber wie musste das sein, wenn man die Klinik verlassen hatte und zurück in den Alltag finden sollte? Ich hatte zu dem Zeitpunkt noch keine Ahnung, wie das sein konnte. Nur mit meiner Hebammentasche wie ein Vertreter vorbeizukommen, erschien mir nicht passend. Und Blumen? Ich war mir nicht sicher. Weiße Lilien wären wohl der Situation angemessen gewesen, aber sie hätten alles noch viel trauriger machen können. Ein bunter Sommerstrauß vielleicht? So was konnte helfen, aber auch genauso in die Hose gehen. Ich wollte da nichts riskieren.

Also brachte ich ihr einen Strauß Frauenmantelkraut aus unserem Garten mit. Morgens sieht der Tau auf seinen Blättern aus wie große, schwere Tränen, die von der Sonne dann im Laufe des Tages getrocknet werden. Ein bisschen grün, ein bisschen gelb. Nicht zu farbenfroh, nicht zu trist. Und außerdem praktisch. Mit Frauenmantelkraut kann man weibliche hormonelle Schieflagen unterstützend wieder ins Gleichgewicht bringen.

Ich klingelte an der Tür des freundlich aussehenden Einfamilienhauses. René öffnete mir die Tür, sah mir prüfend in die Augen, sein Händedruck war fest.

Wir gingen gemeinsam ins Wohnzimmer, in dem Claudia auf einem Sofa saß und mich freundlich anschaute. Ich setzte mich neben sie, gab ihr den Strauß. Sie stellte ihn ins Wasser und setzte sich wieder neben mich.

„Ich weiß nicht, wie ich anfangen soll", sagte ich ehrlicherweise. „Möchtet ihr mir erzählen, was passiert ist? Oder möchtet ihr mich lieber etwas fragen?"

René sah sehr gefasst aus. Er blickte zu Boden. Nur das Ticken der Uhr war zu hören. Draußen schien die Sonne. Aber nur draußen. Hier drinnen überhaupt nicht.

Claudia gab mir zwei Bronzemedaillen. Sie zeigten jeweils eine Hand, in der beschützt ein kleines Baby lag.

„Das haben wir im Krankenhaus bekommen. Von der Pastorin. Das fand ich nett", sagte Claudia.

Und dann musste ich erstmal kurz heulen. Das war so unfassbar traurig. Claudia weinte direkt mit, und René … auch. Wir saßen ein paar Minuten so dort, schauten uns die Bronzemedaillen an und putzten uns dann die Nasen.

„Endlich dürfen wir weinen", sagte Claudia. „Ich habe das Gefühl, dass das keiner ertragen möchte, wenn wir traurig sind."

Ich besuchte Claudia und René etwa ein halbes Jahr lang. Es war, glaub ich, eine gute Zeit. Viel geweint haben sie. Claudia mehr als René. Und die Frage nach dem Warum war natürlich auch allgegenwärtig. Aber wir konnten zwischendurch viel miteinander lachen. Es ging nicht jedes Mal bei den Besuchen um den Tod ihrer Zwillingsjungs. Sie wollten einfach auch mal was anderes hören. Am übrigen Leben teilnehmen.

Der Zeitpunkt des Trauergottesdienstes näherte sich und wir arbeiteten darauf hin. Was Claudias und Renés Küche in der Zeit alles miterlebt hat. Eine wertvolle Entwicklung war das. Ich brachte den beiden kleine Leinwände mit.

Claudia und René hatten sich beim Spazierengehen Steine ausgesucht und gedacht war es dann so, dass sie die Steine anmalten und sie auf das kleine Grab legten, die Leinwände aber zu Hause behielten. Während sie malten, lachten und weinten sie. Stritten auch mal kurz über die Zukunft.

„Ich möchte es gern wieder versuchen, wenn das hier alles vorbei ist", sagte Claudia."

René wurde düster. „Das klappt sowieso nicht."

Claudia weinte.

René hatte das gesagt, um Claudia zu schützen, wie er mir irgendwann später mal erzählte. Er wollte nicht noch einmal, dass Claudia so etwas Schlimmes passierte, und somit wollte er lieber auch nie wieder versuchen, mit ihr Kinder zu bekommen.

Aus Liebe verletzt zu werden. Und das in Trauer. Das ist wie ein total verfilztes Wollknäuel, das nicht so leicht entheddert werden kann. Geht nur mit viel Geduld, Wegzurückverfolgung und Fingerspitzengefühl. An manchen Tagen hat man das, an manchen nicht.

Ein paar Tage nach dem Trauergottesdienst besuchte ich sie wieder. Sie wirkten gefestigter und waren näher aneinandergerückt und hatten sich einen Ableger vom Frauenmantelkraut in den Garten gepflanzt.

Und zwei Jahre später waren die zwei dann nicht nur Eltern ihrer beiden Engel, sondern auch von ihrer Tochter Edda. Die Frage nach dem Warum hatte keine Antwort gefunden, aber zumindest jene: „Wann werden wir ein gesundes Kind in den Armen halten?"

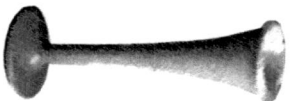

*20 Paare glasige Augen blickten mich an.*

*„20 Minuten Pause, okay? Danach geht's weiter", beschloss Frau Meier.*

# Nix Schlimmes!

„Du, die Jennifer hat das Kind gekriegt", erzählte mir Ronny am Telefon, während ich an einer Fortbildung teilnahm.

Ich rechnete kurz nach und war etwas verwirrt, denn der errechnete Entbindungstermin sollte eigentlich 14 Wochen später sein. Ich traute mich kaum zu fragen, aber tat es dann doch:

„Lebt das Kind?"

„Tüllich, alles tutti!", antwortete Ronny.

Die zwei waren ein spezielles Paar. Jennifer war klein, zierlich, freundlich, aber unglaublich verlangsamt in all ihren Reaktionen. Ronny machte immer ein bisschen einen auf dicke Hose und wichtig.

„Kannste bei mir ma Blutdruck messen? Der is, glaub ich, nich so doll", hatte er mich mal gebeten.

Ja, war er wirklich nicht.

„Was kann man da machen?", fragte er.

„Zum Arzt gehen und mit dem Rauchen aufhören."

„Ja, das sagense alle immer irgendwie", grinste er.

Die zwei kamen nie an die Tür zur Verabschiedung. Sie blieben sitzen und stellten den Fernseher wieder auf laut.

„Tschüß, nä?"

Beim ersten Mal bemerkte ich, als ich fast unten an der Haustür des Wohnhauses angelangt war, dass die Wohnungstür hinter mir nicht geschlossen wurde. Ich ging wieder hoch.

„Ich mach mal zu, okay?", sagte ich.

„Ja, mach."

So, es war also alles tutti.

„Was ist denn passiert? Warum ist das Kind denn so früh gekommen? Wie heißt es überhaupt? Und natürlich: Herzlichen Glückwunsch erstmal!"

„Du, keine Ahnung, da musste die Jennifer mal fragen."

Wo die jetzt sei, wollte ich wissen.

„Die ist unterwegs nach Hause. Mit'm Rad. Ham ja kein Auto und nix."

Ihre Tochter Charleen lag natürlich auf der Frühcheninentensivstation. Und das würde auch die nächsten Wochen noch so bleiben. Die Geburt in der 26. Schwangerschaftswoche ließ gar nichts anderes zu. Das war ja wirklich an der Grenze der Überlebensfähigkeit gewesen.

Am Abend fuhr ich zu Jennifer, die aussah wie immer und nicht das kleinste Zeichen von Erschöpfung – weder körperlich noch geistig – aufwies. Die Unterhaltung verlief wie immer sehr schleppend. Man muss es sich so vorstellen, dass zwischen meiner Frage und Jennifers Antwort circa 20 Sekunden lagen. Ich begann:

„Mensch Jennifer, das ist ja jetzt ganz schön plötzlich passiert. Hattest du einen Blasensprung?"

„Blasensprung?"

„Fruchtblasensprung."

„Fruchtblase? Weiß nicht, ob da jetzt ein Sprung drin ist."

„Hast du Flüssigkeit verloren? Nasse Hose gehabt oder so?"

„Nö. Glaub nicht."

„Wie ging es denn los?"

„Was jetzt?"

„Na, die Geburt."

„Geburt? Ach so, warum das Baby jetzt da is?"

„Genau."

„Ist einfach so gekommen. Wollte wohl raus."

„Hattest du vorher Wehen?"

„Wehen?"

„Bauchschmerzen?"

„Bauchschmerzen? Nö. Ein bisschen vielleicht."

„Und dann?"

„Dann war ich ja sowieso beim Arzt."

„Und dann?"

„Der hat gesagt, ich soll ins Krankenhaus."

„Warum hat er das denn gesagt?"

„Keine Ahnung. Hab ich nicht gefragt."

„Aha. Und dann bist du ins Krankenhaus gegangen?"

„Nö."

„Weil?"

„Weil was jetzt?"

„Ja, frag ich dich. Warum bist du nicht ins Krankenhaus gegangen?"

„Ja, weil ich nicht wusste, warum."

„Und dann?"

„Hatte ich immer noch ein bisschen Bauchweh."

„Und dann?"

„Ich hab mit mein Freund dann Liebe gemacht. Zur Entspannung."

Schön. Oh je.

„Und dann?"

„Dann war's mehr mit den Bauchweh."

„Und dann?"

„Sind wir mit'n Bus nach'n Krankenhaus hin."

„Und dann?"

„Die haben mir die Hose ausgezogen."

„Und dann?"

„Kam das Kind da mit raus."

„Hattest du denn gar keine Schmerzen?"

„Schmerzen?"

„Bauchweh."

„Na, nur Bauchweh wie immer. Nix Schlimmes."

Das Jugendamt rief mich an. Das Krankenhaus hatte nämlich das Gefühl, dass Charleen nicht so gut aufgehoben wäre bei Jennifer und Ronny. Kurz zuvor waren sie aus ihrer Wohnung geflogen, weil Ronny die Miete nicht mehr bezahlt hatte. Eine neue Wohnung musste her. Es ging leider ins absolute Ghetto. Dennoch, die Wohnung richtete Ronny einwandfrei her.

Dass Charleen in eine Pflegefamilie wechseln sollte, war schnell kein Thema mehr. Es lief einfach ziemlich gut. Ich war überrascht davon, wie überaus gut Jennifer mit ihrer Charleen klargekommen ist, trotz der anfänglichen Stolperei.

Ich erlebte Charleen fast nie unruhig. Jennifer hatte sie meist auf dem Arm und wusste zum Glück nichts von „wertvollen Empfehlungen", zum Beispiel, dass man sein Kind auch mal schreien lassen müsse und so. Die einfach gestrickten Mütter sind wirklich die entspannteren. Das sah man hier mal wieder ganz deutlich.

Eines Tages öffnete mir ein sehr verstimmter Ronny die Tür.

„Tach."

„Guten Morgen!"

„Nix is gut an diesem Scheiß-Morgen!", brummte Ronny.

„Oh, was ist passiert?"

„Fremdgegangen isse schon wieder, die Jennifer!"

„Aha. Aber das müssen wir sicher nicht besprechen, oder?"

„Doch, los, frag sie mal! Fragse!"

Ronny tobte, war nicht davon abzubringen.

„Und Jennifer, bist du?", fragte ich.

„Nö", antwortete sie erstaunlich zeitnah, während sie Charleen die Flasche gab.

„Siehste Ronny. Mehr kann ich da jetzt auch nicht machen. Und am besten regelt ihr diese Angelegenheit, ohne dass das Jugendamt zu viel davon mitbekommt, okay?"

Das Jugendamt war schon bei Anwesenheit einer Katze immer sehr ungnädig. Wie das dann bei solchen Geschichten sein konnte, wollte ich mir nicht ausmalen.

Die Gemüter schienen sich zu beruhigen. Ich muss wirklich sagen, dass das Jugendamt mich da gar nicht gebraucht hätte, in dieser Familie. Charleen bekam Rezepte für den Augenarzt, Physiotherapie, Ergotherapie und häufige Verlaufskontrollen beim Kinderarzt. Jeder Termin wurde wahrgenommen und ich konnte diese Familie dann guten Gewissens verlassen.

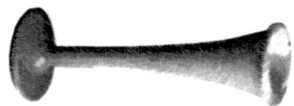

*„War das auch wieder so ein weiterer Weg nach Rom?", fragte Erdal.*

*„Jawoll. Wenn ich als Hebamme nur Leute betreuen könnte, die komplett so leben, wie ich das für richtig halte, hätte ich meinen Job verfehlt. Es geht nicht darum, den Menschen an sich zu ändern, sondern ihn so zu betreuen, wie das für ihn richtig ist", fand ich.*

*„Ja, aber, Alter, wie geduldig sind Sie? Gibt's außer der Drogengeschichte nichts, wo Sie so richtig ausflippen wollen?", fragte Ole.*

# *Ja, aber* - - -

Es gibt zwei Worte, die mich jedes Mal in Kombination wieder erneut wahnsinnig machen. Diese hier: JA und ABER.

Besonders vor einem Urlaubsantritt macht mich das verrückt. Ich bin dann nämlich immer schrecklich urlaubsreif und nicht mehr fähig, geschweige denn gewillt, mich auf irgendwas außer der Norm einzulassen oder einzufühlen. So ist es einfach.

Wer kennt sie nicht, die Hausbesuche, in denen wirklich auf jeden Satz, den man von sich gibt, ein „Ja, aber" folgt? Es geht meistens um saueinfache Geschichten, die zumindest für mich persönlich glasklar sind.

Auch um mein Lieblingsthema, das Kind „einfach mal schreien zu lassen". Meine Empfehlung: „Nimm dein Kind auf den Arm, wenn es weint, dann braucht es dich."

Antwort von Frau Ja-Aber: „Ja, aber, dann weiß es doch, dass es nur weinen muss, und ich dann sofort angerannt komme!" So ist es! Ist doch klasse! Ich wäre sehr wütend und würde mich sofort scheiden lassen, wenn mein Mann nicht herkäme, wenn ich ihn riefe!

Meine Empfehlung: „Still dein Kind, sobald es die ersten leisen Anzeichen von sich gibt. Zum Beispiel, wenn es den Mund weit öffnet und sucht, oder wenn es an den Händchen schmatzt."

Antwort von Frau Ja-Aber: „Ja, aber das Kind soll doch lernen, dass es erst dann was bekommt, wenn es so richtig Hunger hat!" Ich esse etwas, wenn ich denke: „Ach, so langsam könnte ich mal was essen." Wenn es dann innerhalb der nächsten Stunde nichts gibt, werde ich so ungenießbar, dass ich, wenn es dann was zu essen gibt, mich gar nicht beim Essen entspannen kann und auch nicht aufesse. Der Tag ist dann gelaufen und ich gehe besser ins Bett, damit ich keinen Kollateralschaden anrichte.

Meine Empfehlung: „Trag dein Kind herum, wenn es weint, es wird sich dann beruhigen."

Antwort von Frau Ja-Aber: „Ja, aber dann mach ich mich doch zum Sklaven meines Kindes. Ich kann es doch nicht immer rumschleppen."

Von schlauen Forschern wurde nachgewiesen, dass das Kind Folgendes noch aus Urzeiten weiß: Kommt der böse Wolf um die Ecke geschlichen und will mich fressen, und ich sitze auf dem Schoß meiner Mutter, die wiederum auch irgendwie still rumsitzt, muss die sich erstmal aufrappeln und kann dann erst losrennen, um mich in Sicherheit zu bringen. Während des Aufrappelns kann ich schon aufgefressen worden sein. Ist sie bereits in Bewegung, muss sie nur weiter rennen und kann mein Leben so eher retten.

Meine Empfehlung: „Leg dein Kind doch ruhig noch mal an, es scheint zu suchen und noch mal Hunger zu haben."

Antwort von Frau Ja-Aber: „Ja, aber ich hab es doch gerade vor einer Stunde gestillt. Es KANN überhaupt keinen Hunger mehr haben." Das ist doch Quatsch. Und wir halten uns auch strikt daran, dass wir nur alle drei bis vier Stunden etwas essen oder trinken, oder was? Schon mal so was durchgehalten?

Jedenfalls gab es während meiner Hebammentätigkeit schon tausende Ja-Aber-Situationen.

Kurz vor meinem Urlaub rief ich meine Kollegin Ida aus dem Geburtshaus an und jaulte sie über das Ja-Aber-Universum voll, das es auf mich abgesehen hatte und mich bald vernichten würde. Ob ich vielleicht doch keine so gute Hebamme sei, wollte ich wissen.

Da lachte Ida und sagte:

„Ja, aber ist geballt einfach scheiße. Schönen Urlaub!"

Da ging es mir dann besser.

„Ja, aber" steht für mich in direkter Verbindung zu unnötigen Diskussionen. Lehrer hören das sicher tausend Mal am Tag. Kein Wunder, dass so viele von ihnen unter einem saftigen Burnout leiden.

Natürlich kann ich da niemandem einen Vorwurf machen. Ist ja mein Problem. Das mit dem „Ja, aber". So unberechtigt sind diese Fragen ja auch gar nicht. Mütter, Schwiegermütter und Internetforen geben genügend Anlass (und blödsinnige Anregungen), da noch mal konkret nachzufragen.

„Ja, aber" ist mein Schwachpunkt. Meine Geometrie für Fortgeschrittene sozusagen. Muss ich mal angehen.

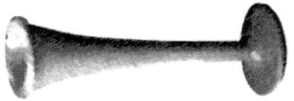

*„Da sind Sie ja so voll unchillig wie unsere Deutschlehrerin", rief Ole. „Die findet das auch immer voll scheiße, wenn ..."*

*„Ole!"*

*„Ja, sorry. Die findet das nicht gut, wenn wir immer ‚Ja, aber' sagen. Sie hat schon mal gesagt, dass, wenn auch nur ein Einziger noch mal ‚Ja, aber' sagt, wir dann alle 200 Mal ‚Ja, aber' schreiben müssen. Durchnummeriert. Und unterschrieben von unseren Eltern. Elmar, der blöde Spast, hat dann gesagt ‚Ja, aber Kollektivstrafe ist verboten!' Naja. Wir schreiben das jedenfalls jetzt nie mehr falsch."*

*„Und du, Ole, wirst ‚Spast' nie mehr falsch schreiben. Bis morgen schreibst du einen Aufsatz darüber, was das Wort bedeutet", warf Frau Meier ein.*

*„Ja, aber, das ist voll ungerecht!"*

*„OLE!"*

*„Sie haben ja gesagt, dass die Frauen alle unterschiedliche Betreuung brauchen und so", nahm Vanessa das Thema wieder auf und ihre heulende Puppe auf den Arm. „Wünschen die Frauen sich was oder merken Sie, was die brauchen?"*

## Erwartungen an die Hebamme

Es ist ja so – viele wissen das nicht –, dass laut Sozialgesetzbuch V die Schwangerenvorsorgen, die von Hebammen durchgeführt werden, qualitativ gleichauf mit den Schwangerenvorsorgen liegen, die von Gynäkologen gemacht werden. Schwarz auf weiß. Da steht's.

Gynäkologen, die keine Hebamme bei sich in der Praxis haben, wollen davon nichts wissen. Die allermeisten zumindest nicht. Es geht nichts über den göttlichen gleich ärztlichen Ultraschall, der ja nun mal todsicher Auskunft darüber gibt, wie schwer und wie groß das Kind nun ist.

Manchmal habe ich den Eindruck, dass der Ultraschall als eine Art Therapiemaßnahme durchgeführt wird. „Kommen Sie mal wöchentlich zum Ultraschall. Dann wird das wieder."

„Mein Frauenarzt hat mir gestern gesagt, dass mein Kind schon 726 Gramm wiegt. Toll, oder?"

Ja. Toll.

Aber egal. Wenn ich einen Aufruf an alle freiberuflichen Hebammen starten würde, mit mir gemeinsam die klischeegetreuen Erfahrungen zusammenzutragen, die mit Gynäkologenpraxen gemacht worden sind, würde ich eine ganze Enzyklopädie erstellen können.

Darum soll es hier gar nicht gehen. Obwohl ich an dieser Stelle zumindest eine „Erwartung" nennen möchte, die manche Gynäkologen an uns Hebammen haben.

Das ist nämlich diese hier: Wenn die Schwangere in der Gynpraxis fragt, ob und wann sie eine Hebamme braucht.

„Es reicht, wenn Sie sich in der 36. Schwangerschaftswoche mal mit einer Hebamme in Verbindung setzen und sich auf einen Kaffee oder so mit der treffen. Während der Schwangerschaft braucht kein Mensch eine Hebamme. Die kommt dann nach der Geburt zu Ihnen zu Besuch."

Die passende – und ich weiß es, sehr provokante, aber doch irgendwie sehr wahre – Retourkutsche wäre:

„Während der physiologischen Schwangerschaft braucht kein Mensch einen Gynäkologen. Wenn etwas auffällig ist, dann erst ist er der richtige Ansprechpartner. Aber vorher reicht an sich erstmal das Vertrauen in sich selbst und das ungetrübte Gefühl für sich und das Ungeborene."

Hier mal ein paar meiner Lieblingsantworten auf die von mir gestellte Frage: „Was erwartest du persönlich von mir als Hebamme?", die ich jeder Frau während des Erstgesprächs stelle:

●———‹ „Ich suche eigentlich nur eine gute Freundin, mit der ich in der Schwangerschaft mal über alle Fragen in Ruhe quatschen kann. Am besten abends regelmäßig für ein paar Stunden oder so."

Meine Vermutung ist ja die, dass diese Einstellung oder besser gesagt Vorstellung mitunter an dem sofortigen Losgeduze liegt. Wir Hebammen duzen im Allgemeinen wirklich viel und fast jeden.

Es gibt nur wenige, bei denen ich hartnäckig beim „Sie" bleibe. Nämlich dann, wenn ich das Gefühl habe, dass die ohnehin klitzekleine Distanz komplett verschwinden und ich vielleicht darum gebeten werden könnte, über Nacht zu bleiben, weil die Frau Angst vor Gewitter hat oder weil ich zwischen ihr und dem Lebenspartner vermitteln soll oder weil ihr Freund ihr heute noch nicht den Bauch gestreichelt hat.

●———‹ „Die Auswahl an Hebammen an sich ist ja ... nich so doll ... Was soll ich da groß erwarten? Ich guck mir jetzt nach Dir noch eine an und dann guck ich mal."

Die Kandidatin nach mir muss noch schlechter als ich gewesen sein. Ich bekam das Foto und Küsschen links und Küsschen rechts. Die Challenge hatte ich gewonnen. So und nun? Welche Erwartung?

●———‹ „Och. Keine großen. Ein bisschen Kind wiegen und mir beim Wickeln helfen."

Ahja.

●———‹ „Ich brauche einfach jemanden, den ich Tag und Nacht anrufen kann, wenn ich eine Frage habe, und der dann auch flexibel genug ist, spontan vorbeizukommen."

Wenn ich zwei Frauen im halben Jahr betreuen würde, könnte das klappen. Und wenn ich kinderloser Single wäre. Und wenn ich keine Freunde hätte. Dann. Wenn ich wollte.

●———‹ „Ich nehm' alles, was die Krankenkasse bezahlt. Was gibt's'n da so alles?"

Der Pauschalerstmalallesbucher ...

🎺 „Ich brauch dich eigentlich eher für meinen Mann. Der hat totale Angst vor der Geburt. Kannst du Akupunktur oder so?"

Ja. Kann ich. Versicherungstechnisch allerdings stellt das ein Problem dar. Ich darf nur Schwangere und Wöchnerinnen akupunktieren. Wenn der Mann schwanger ist, ist das natürlich was anderes.

🎺 „Eigentlich weiß ich gar nicht, wofür eine Hebamme überhaupt gut ist. Aber meine Freundin hatte eine Hebamme in der Schwangerschaft und meinte, ich bräuchte auch eine."

Was hat ihr da so speziell gefallen?

„Die Haare! Und das Parfum!"

🎺 „Ich möchte gerne im Wochenbett betreut werden. Während der Schwangerschaft wär's cool, wenn ich mich bei Fragen melden könnte und wir dann einen Termin vereinbaren könnten."

Gern. Machen wir so.

🎺 „Ich möchte nur zu den großen Ultraschalluntersuchungen zum Gynäkologen und den Rest der Vorsorgen gern von dir durchführen lassen. Und danach gern auch das Wochenbett."

Gern. Machen wir so.

🎺 „Das ist mein drittes Kind. Ich bin da nicht so ängstlich. Aber mit dem Stillen hat das bei den anderen Kindern nicht geklappt. Da hätte ich gern Unterstützung."

Gern. Machen wir so.

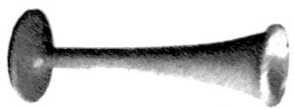

*„Und wann fangen Sie morgens an?", fragte Erdal.*

Lass mich überlegen … Gegen 12 verlasse ich das Haus und bin um 13 Uhr wieder da … Kleiner Scherz.

# Frische Morgen – müde Morgen

Mein Arbeitstag beginnt entgegen mancher Vorstellung nicht erst chillig gegen zehn Uhr vormittags, sondern direkt um acht Uhr.

Wer macht mir da so die Tür auf?

Jessica zum Beispiel:

„Guten Morgen! Käffchen?"

Sie hatte offensichtlich schon zwei, drei oder vier Tassen heute, tänzelte in die Küche an ihren sündhaft teuren, selbstreinigenden Kaffeevollautomaten und zauberte mir einen Latte Macchiato. Mit Keks. Natürlich.

Ihre Tochter Mona lag in Rosa und Glitzer eingehüllt auf der Krabbeldecke und strampelte glücklich herum.

„Und? Wie war die Nacht so?", wollte ich wissen.

„Gut! Zum Glück wird sie alle zwei Stunden wach! Ich würde sie sonst, glaub ich, wecken, weil ich Angst hätte, dass irgendwas nicht stimmt. Aber so weiß ich, sie funktioniert! Alles gut! Aber, hier guck mal, das Auge hier, das suppt so ein bisschen. Was kann man da machen?"


Oder Irene. Ihr stand die Schwangerschaft so gut, dass man sie aus Neid um ihre natürliche Schönheit fast hassen musste! Verdammt noch mal! Diese Schwangerschaftshormone! Warum machten die immer so schön!

Trotz aller natürlichen Schönheit: Der Lidstrich saß auch an diesem Morgen perfekt, der Lidschatten und die Mascara ebenfalls. Ich war mir sicher, dass sie eine Wimpernzange benutzt hatte, so wie die – natürlich kilometerlangen – Wimpern gebogen waren. Das ansatzlose blondierte Haar war perfekt geglättet und ihr „Ich bin schön schwanger"-Outfit saß ebenfalls.

„Guck mich nicht an, heute. Ich hatte noch gar keine Zeit, mich richtig fertig zu machen!", begrüßte sie mich. „Und guck dich nicht um. Ich komm zu nix! Hab noch nicht aufgeräumt. Und geputzt schon gar nicht. Also übersieh bitte den Staub!", entschuldigte sie sich, während wir durch ihre „Schöner Wohnen"-Wohnung ins Wohnzimmer gingen. „Gut, dass du da bist. Ich glaube, ich habe einen Schwangerschaftsstreifen. Guck ihn dir bitte mal an. Können wir das irgendwie akupunktieren oder so?"

Und wie war das bei Maren so? Sie öffnete die Tür zum winzigen Spalt und blinzelte mir aus müden, lichtscheuen Augen entgegen.

„Is' schon acht? Oh."

Gääääähn.

„Komm rein. Willst'n Kaffee? Hab voll verpennt, glaub ich."

Schlurfschlurfgähngähn. Sie hatte eine Flanellschlafanzughose an. Voll gemütlich sah die aus. Hab ich mir nach diesem Besuch dann auch direkt bestellt.

„Könnwa den nächsten Termin erst so gegen 15 Uhr oder so machen?"

Klar.

Bei Natascha war das so: Mit dem Putzlappen in der Hand öffnete sie mir so perfekt gestylt wie Irene die Tür.

„Guten Morgen! Na? Parkplatz gefunden?"

Ja. Im Halteverbot. Egal. Hätte alternativ nur noch einen vor dem „Einfahrt freihalten"-Schild gegeben.

Ihr Sohn Louis lag im Arm von Nataschas Mutter.

„Mir tut die Brust immer so weh", klagte Natascha. „Ganz hart ist die. Und heiß!"

„Zeig mal. Oh ja. Stress gehabt?"

„Nö."

Sie wischte einmal kurz über die Küchenfronten.

„Zu viel im Haushalt gemacht?"

„Nö. Würd ich nicht sagen."

„Was hast du denn so alles gemacht?"

„Ach nur ein bisschen gebügelt."

Aha.

„Und drei Fenster geputzt. Das konnte ich schon nicht mehr mit ansehen. DAS hat mir Stress gemacht! Die dreckigen Fenster!"

Und sonst so?

„Den Boden gebohnert. Der war wieder dran. Geht ja fix. Nach zwei Stunden ist der ja immer schon fertig."

Verstehe.

„Ja, ich weiß, du findest das bestimmt schon wieder zu viel, stimmt's?"

Ja. Schon.

„Aber dafür war ich gestern nicht einkaufen. Du hast ja gesagt, ich soll mich schonen!"

Stimmt.

„Mach ich aber gleich. Sonst schaffe ich das wieder nicht. Nachher kommt noch Igors Familie vorbei. Das sind immer ziemlich viele. Zum Glück hab ich 'ne große Küche. Kann ich viel kochen und backen. Dann müssen die nichts mitbringen. Die arbeiten ja auch alle immer viel. Meine Mutter hat mir heute Milchpulver mitgebracht. Zum Glück. Ich schaffe das nicht, Louis heute zu stillen. Hab ja gestern nichts geschafft. Kriegt er eben heute mal die Flasche. – Was machen wir denn jetzt mit meiner Brust?"


Und bei Laurena und Günther, den Pizzeriabesitzern? Sie Italienerin, er Portugiese. PORTUGIESE! Wie das passieren konnte, dass er Günther hieß, hatte ich ihn mal gefragt. Seine Mutter war Fan von deutschem Fußball und von Günther Netzer. Daher.

Laurena sah immer gut aus. Ob geschminkt oder ungeschminkt. Ob müde oder wach. Keine Ahnung, wie die das immer machte. Und sie war ständig am Lachen! Vor allem über sich selbst!

„Du, ich hab da mal 'ne Frage, bestimmt eine ganz doofe. Hihihi. Aber gestern, da hab ich den Flavio ... Mensch, mir fehlt das Wort ..."

Sie lachte erstmal fünf Minuten. Ich auch. Es war zu lustig.

„Weißt du, welches Wort ich meine? Das gibt's doch gar nicht! Hihihihi! Flavio habe ich gestern jedenfalls ... Mir fällt's nicht ein ..."

Sie lachte weiter. Günther kam morgenmuffelig die Treppe runter, gab mir ein Küsschen links, ein Küsschen rechts.

„Laurena wird dement, glaub ich. Ist das normal?"

Er schnappte sich seine Zigaretten, schlurfte weiter zur Wohnungstür. „Laurena, der Kleine muss, glaub ich, gewickelt werden. Kann ich aber auch gleich machen, muss nur mal kurz vor die Tür."

„GEWICKELT! DAS IST ES!"

Laurena freute sich. Und lachte wieder.

„Okay, du hast Flavio also gewickelt. Und dann? Was ist deine Frage?"

„Äh ..." Gekicher. „Ich hab's vergessen ..."

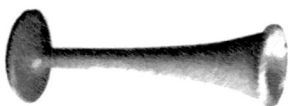

*„Cool! Dann sehen Sie ja voll oft voll schöne Wohnungen und so. Dann können Sie sich bestimmt auch voll viel für zu Hause abgucken, oder?", begeisterte sich Vanessa.*

*„Echt! Was für ein voll interessanter Beruf! Aber mal 'ne andere Frage. Ich hab mal neulich 'nen Film gesehen,", meinte Melanie, „da ging's um ein Liebespaar, das war schwanger und so. Und die waren dann in einem Geburtsvorbereitungskurs. Die Hebamme hatte ganz viele Tücher und weite Kleider an und hat immer mit denen „Ommmm" und so gemacht. Machen Sie das auch so?"*

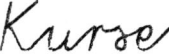

Ich liebe es, Kurse zu geben. Die Mischung an unterschiedlichen Charakteren, die da in den Kursraum hineinflanieren, das ist immer sehr lebensbereichernd und spannend.

Am liebsten gebe ich Geburtsvorbereitungskurse für Paare. Da sind ja dann zwangsweise die Männer mit dabei. Frauen unter sich finde ich sehr oft anstrengend. Männer bringen da so eine ausgleichende Ruhe mit hinein. Good vibrations machen die. Meistens. Aber anfangs auch nicht zwangsläufig.

Es ist bei jedem ersten Kursabend das Gleiche. Die Paare – in der Regel kennt sich fast niemand untereinander – kommen ins Geburtshaus.

Sie schaut sich begeistert um:

„Oh guck! Die Bilder! Und da sind ja Proben! Toll! Darf ich mir welche nehmen?"

Ja gern.

Er hat die Arme verschränkt, heftet seinen Blick angeekelt und misstrauisch auf das Stillkissen, das auf der Yogamatte liegt.

„Setzt euch ruhig", sage ich.

„Nee. Ich steh lieber erstmal", sagt er.

Die Frauen beäugen sich interessiert, die Männer versuchen zu erraten, ob der andere Typ da auch eher mitgeschleift wurde, weil seine Frau das so wollte, oder ob er etwa so richtig Bock auf so eine Veranstaltung hat und somit den letzten Schuss wohl nicht gehört hat.

Ich würde jedes Mal am liebsten eine Kiste Bier in die Kursraummitte stellen und einen großen Flachbildfernseher mit Fußballbundesligaliveübertragung an die Wand hängen. Ich hätte die Männer dann sofort auf meiner Seite und sie würden sich etwas entspannen. Geht aber leider nicht. Daher gibt's Tee, Wasser, Kaffee und ein paar Kerzen. Vielleicht auch Musik.

Dann kommt die Vorstellungsrunde. Ich frage auch extra die Männer, was sie von diesem Kurs erwarten und was für sie so richtig wichtig ist.

Nicht selten sagen die dann so was hier:

„Tja. Was erwarte ich? Nix. War ja auch nicht meine Idee. Also, so was wie meine Vagina spüren oder so, da hab ich keinen Bock drauf."

Ich auch nicht. Aber da sieht man mal, was Fernsehen so anrichtet.

Die Männer, die die gleiche Einstellung wie er haben, gucken ihn bestätigend an.

Und dann gibt's natürlich auch in fast jedem Kurs mindestens einen Mann, der Folgendes sagt (und darüber freue ich mich sehr):

„Also, ich hab ja zu meinem Schatz gesagt, dass wir das schön zusammen machen. Ne, Schatz?"

Schatz nickt.

„Ich bin schon richtig aufgeregt und freue mich vor allem auf das Thema Stillen. Damit ich da meinen Schatz auch so richtig unterstützen kann. Ne, Schatz?"

Schatz nickt.

„Und dann das Thema Geburt, da hätte ich gleich mal drei, vier Fragen. Ich will meinen Schatz unbedingt durch dieses Erlebnis begleiten. Ne, Schatz?"

Schatz nickt.

Ab und an erwische ich einen Null-Bock-Mann dabei, wie er dem Ne-Schatz-Mann telepathisch die Frage zuwirft, ob der noch ganz sauber sei.

Allerdings muss ich sagen, die Paarkurse setzen sich immer mehr durch. Die Null-Bock-Männer sind etwas weniger geworden.

„Bei der Arbeit darf ich das keinem erzählen. Die denken sonst, ich bin schwul!", berichtete ein Berufssoldat mal. „Aber wenn die wüssten, was denen hier entgeht! Ne, Schatz?"

Für das Qualitätsmanagement, das wir Hebammen ja durchführen müssen, werden auch immer Feedbackbögen nach jedem absolvierten Kurs ausgeteilt. Sie werden ohne Namen wieder eingesammelt. Aber ich bitte die Männer darum, das Männlichkeitszeichen draufzumalen.

„Wer kriegt die denn eigentlich?", fragte ein werdender Vater.

„Ich."

„Was meinste, dürfen wir da einfach auch einen Riesenpimmel draufmalen? Ist doch auch männlich, oder?"

Sie durften. Was waren sie begeistert!

In einer ruhigen Minute sah ich mir diese Kunstwerke mal genauer an. Die gemalten. Von dickklöterig über doll behaart bis zum vertikalen Riesenständer war alles, aber auch wirklich alles dabei.

Ich fragte mich, ob ich nun zu viel wusste.

Bei den Rückbildungskursen ist es natürlich so, dass die Männer nicht mit dabei sind. Die Babys aber häufig. Es ist oft ein Wiedersehen zwischen den Frauen, die sich in meinen Geburtsvorbereitungskursen kennengelernt haben.

„Boah! Wie niiiiiiedlich! Erzähl mal! Wie geht's euch so? Und du hast ja total super abgenommen! Man sieht ja gaaaaaaar nichts mehr von deinem Schwangerschaftsbauch! Bin voll neidisch. Guck mal, meine Speckrolle ... Wie hast du das geschafft?"

„Ach Quatsch! Siehst doch selbst toll aus!"

Und so weiter und so weiter und so weiter.

Da es in der Regel um die zehn Frauen sind, die sich nun rege unterhalten und dazu vielleicht noch drei, vier, fünf Babys, die schreien, ist das gar nicht so einfach, dann irgendwann mal mit der Kursstunde anzufangen.

Selbst, wenn ich die Musik laut aufdrehe, um zu symbolisieren: „WIR FANGEN AAAAAAAAN!", es wird bloß deutlich lauter geredet.

Hab schon alles ausprobiert. Schweigefuchs, Gong (wir haben leider nur einen sehr leisen im Geburtshaus). Nicht immer erfolgversprechend.

Auch hier gibt's während der ersten Kursstunde immer eine Vorstellung. Es kennen sich nicht zwangsläufig alle untereinander, weil nicht alle im selben Kurs waren.

Und dann die allgegenwärtige Frage:

„Was erwartet Ihr von diesem Kurs? Was ist euch besonders wichtig?"

„Ich heirate in acht Wochen! Ich muss unbedingt 15 Kilo abnehmen!"

„Ich muss einfach mal rauskommen und was für mich tun!"

„Ich brauche bloß die Unterschriften. Fürs Bonusheft. Kannste das mal abstempeln?"

„Ich möchte meinen Beckenboden wieder fit kriegen."

„Meine Freundin aus deinem letzten Kurs hat gesagt, dass Ihr zum Abschluss gefrühstückt habt. Können wir das generell einfach immer so machen und dabei nur theoretisch die Übungen besprechen? Mit einem Handout oder so?"

Dann wird's aber mit den 15 kg abnehmen nichts ...

„Ich hab schon drei Rückbildungskurse gemacht, deiner ist der vierte in Folge. Will nur mal wissen, wie unterschiedlich Ihr das so macht!"

„Bezahlt ja die Kasse, oder? Ich will mal was kriegen für meine ganzen Beiträge!"

Ja, bezahlt sie. Allerdings nur die Stunden, an denen die Frauen auch teilgenommen haben. Die Fehlstunden müssen die Frauen privat bezahlen. Dabei ist es völlig egal, warum sie nicht teilnehmen konnten. Kind krank, Frau krank. Unerheblich. Ist wie bei den Volkshochschulkursen. Die bezahlt man komplett im Vorfeld. Und wenn man dann mit offenem Thorax auf der Intensivstation liegt, ist das Geld trotzdem weg. So ist das leider. Ich finde das auch schade, irgendwie, aber was soll man machen.

Bei mir ist es so, dass die Frauen, die eine Stunde verpasst haben, im nächsten Rückbildungskurs bei mir „nachsitzen" dürfen. Ist doch kulant von mir, oder nicht?

Eine Frau rief mich eines Morgens kurz vor Kursbeginn an. Die Kleine käme einfach nicht so gut aus dem Bett, sagte sie mir. Wo das

Problem nun genau sei, fragte ich. Kind aus dem Bett nehmen, anziehen, einpacken, losfahren, oder? Gerade im zarten Alter von acht Wochen war das doch überhaupt gar kein Problem.

Nein, das ginge „GAR nicht", erzählte mir die Frau. Das Kind müsse doch von allein wach werden, sonst sei es „ÜBERHAUPT nicht" bereit für den Tag.

Wenn ich den Kurs morgens um vier starten lassen würde, könnte ich das im Ansatz irgendwie verstehen. Aber Kursbeginn um zehn Uhr war doch human, oder nicht? Gerade im Hinblick darauf, dass die Frau sich ja selbst für diesen Kurs angemeldet hatte.

Hin und her, kreuz und quer. Nein. Sie käme nicht. Punkt. Und den Rest des Kurses auch nicht. Sie erwarte keine Änderung des kindlichen Schlafverhaltens. Ob ich ihr die Kurskaution dann bitte zeitnah überweisen könnte, wollte sie wissen.

„Natürlich nicht!", denn diesen Platz konnte ich ja nun nicht noch weiter vergeben.

Sie kam dann zähneknirschend in der nächsten Woche zum Kurs. Zum Kursabschluss verzichtete sie aufs Nachsitzen. Zwei Mal war sie nicht dagewesen, weil ihr „Kind nicht aus dem Bett" kam. Und als ich ihr sagte, dass sie diese beiden Male privat bezahlen müsste (nicht, dass es nicht auch schon in den AGBs gestanden hätte), warf sie mir das Geld wütend vor die Füße.

„Dafür will ich aber 'ne Quittung!! Hätte ich gewusst, dass man diese Scheiße, die noch nicht mal irgendwas bringt, selbst bezahlen muss, wäre ich nie hergekommen!", wetterte sie. Guten Tag.

Es gibt die Sportlichen. Die kommen fast ins Geburtshaus gejoggt, ziehen sich dann professionelle Sportklamotten an und machen jede Übung diszipliniert und ehrgeizig bis zur totalen Verausgabung mit, um dann völlig verschwitzt und glücklich wieder abzuzischen.

Dann gibt's die Eitlen. Die kommen meistens zehn Minuten zu spät, weil sie verschlafen haben. Jedes Mal! Lidstrich, Mascara, Kajal, Rouge und Haareglätten mussten aber noch sein. Unbedingt!

Also ganz ehrlich, unter uns jetzt mal. Ich habe nach Alexanders und Selmas Geburten keinen Rückbildungskurs besucht, sondern habe direkt mit Sport weitergemacht. Wird ja nicht so empfohlen. Hab ich trotzdem gemacht. Mich persönlich hat immer das Mutti-gequatsche genervt, von dem mir meine Freundinnen, die artig an Kursen teilgenommen hatten, berichteten.

„Du stillst immer noch? Warum DAS denn?"

Oder:

„Du stillst nicht mehr? Warum DAS denn nicht?"

Oder:

„Guck mal, mein Kind kann sich schon drehen. Warum denn deins noch nicht? Es ist doch drei Wochen älter als meins."

Oder:

„Was? Dein Kind kann sich schon drehen? Das ist aber gar nicht so gut, hat die Frau vom Delfi gesagt. Das musst du verhindern!"

Oder:

„Was? Ihr wart immer noch nicht beim Impfen? Seid Ihr lebensmü-de?"

Oder:

„Wie viel hast du schon abgenommen? Bestimmt auch noch nichts, oder?"

Oder:

„Was? Du hast schon zehn Kilo abgenommen? Sei mir nicht böse, aber das sieht man GAR nicht!"

Oder:

„Wie? Ihr geht mit eurem Kind nicht zur musikalischen Früherzie-hung? Studien sagen ja, dass musikalische Kinder die schlaueren sind. Soll euer Kind denn später kein Abi machen?"

Oder:

„Was? Euer Kind schläft noch nicht durch? Wieso DAS denn nicht? Also UNSER Kind schläft ja schon von Anfang an durch."

Oder:

„Was? Euer Kind schläft schon durch? Das kann ja nicht normal sein. Macht unser ja auch noch nicht. Das finde ich aber bedenklich! Der kriegt keine Milch nachts? Nicht, dass sein Kreislauf dann versagt!"

Ach naja, und all so was. Bin ich froh, dass ich solchen Gesprächen NIE NIE NIE lauschen musste! Ehrlich! Und damit dieses Stutengebeiße gleich im Keim erstickt wird, gibt's in den ersten zehn Minuten die Möglichkeit, Fragen zu stellen und danach wird nur noch geturnt. Im Anschluss wird der sportliche Haufen dann kollektiv rausgeworfen.

„Tschüß, bis nächstes Mal! Lasst die Matten mal liegen, ich räume das gleich auf!", damit ich auch weiterhin sagen kann: „Solche Dialoge? Nee. Nie erlebt!"

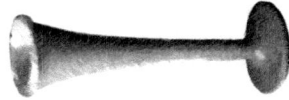

*„Das ist ja schon sehr vielseitig, Ihre Arbeit", begann Frau Meier. „Könnten Sie uns einmal erzählen, wie ein typischer Tag bei Ihnen so abläuft?"*

# Traum und Wirklichkeit

„Erzähl mal", forderte mich ein Freund auf, während wir zu viert abends essen waren. „Wie läuft's so? Dick im Geschäft? Höhöhöhöhö! Dick, verstehste? Höhöhöhö!"

Ja, ich verstand. War natürlich auch brandneu, der Witz.

„Super läuft's. Wirklich", antwortete ich. Die Lasagne und der Rotwein waren hervorragend.

„Ja? Gut zu tun?"

„Ja. Der demographische Wandel ist, glaube ich, eine Lüge."

„Und Sprechstunde im Geburtshaus? Auch super alles?"

„Ja. Auch super alles. Aber jetzt hab ich Feierabend. Wie läuft's mit deinem Auto? Hat's jetzt endlich TÜV gekriegt?"

Ich bin ja nicht nur Hebamme, sondern auch einfach mal so Privatmensch. Vergisst man oft. Macht aber nichts. Vergesse ich ja selbst auch oft genug.

„Nee. Hat er nicht. Aber du arbeitest doch gern, oder?"

„Ja. Aber jetzt hab ich auch gern Feierabend. Was läuft denn so im Kino?"

„Ach komm. Feierabend. Dein Job ist doch voll chillig! Wie sieht denn so ein Arbeitstag (Das Wort „Arbeitstag" setzte er in imaginäre Anführungszeichen.) aus?"

„Hm. Wie sieht er wohl aus, was glaubst du denn so?", wollte ich gespannt wissen. Obwohl ich ja eigentlich entspannt mit Lennert und unseren Freunden beim Italiener sitzen wollte.

„Also ich glaube, du bist heute Morgen so um sieben aufgestanden, hast die Kinder in die Schule gebracht und dann bist du bestimmt mit Maja frühstücken gegangen. Kann ich mir vorstellen. Und dann ... Hm ... Wie viele Frauen wirst du täglich wohl so sehen ... Ach, nicht so schrecklich viele, glaub ich. Bist ja kein Arzt. So mit Praxis und so. Du warst dann bestimmt bei einer Schwangeren, hast einmal gemessen, wie dick sie geworden ist und den Blutdruck, stimmt's? Dann hast du wahrscheinlich zu Hause Essen gemacht, weil die Kinder ja aus der Schule gekommen sind. Und dann hast du noch bei irgendwem das Kind gewogen und die Brüste der Frau abgetastet. Dann kurz den Haushalt und so und nun sitzen wir hier. Ist das repräsentativ?"


Folgendermaßen lief dieser Tag tatsächlich ab. Also quasi ziemlich deckungsgleich mit der Vorstellung unseres Freundes:

6:30 Uhr: Aufstehen. Selma und Alexander wecken. Lennert war schon los. Duschen, anziehen, Haare kämmen. Aufs Handy gucken, ob irgendwelche Katastrophen passiert sind.

„Bingbingbingbing". Vier Kurznachrichten. Alle von Carola. Die erste hat sie mir um 3:45 Uhr geschickt: „Ruf mich mal bitte sofort zurück."

Die nächste hat sie dann um 3:47 Uhr geschrieben: „Ich wollte nur mal kurz fragen, was ich gegen Mathildas Schluckauf machen kann. Mir lässt das gar keine Ruhe. Ruf doch bitte mal eben an."

4:01 Uhr: „Im Internet hab ich gerade gelesen, dass ich Mathilda beim Schluckauf auch einfach noch mal anlegen könnte. Meinst du, das ist okay? Wär schön, wenn du mal zurückrufst."

4:30 Uhr: „Mathilda schläft jetzt. Ich jetzt auch gleich. Aber wär schön, wenn du zumindest schreiben würdest."

6:33 Uhr: Kurz mal antworten: „Guten Morgen, Carola. Das Internet hat ausnahmsweise mal Recht. Übrigens: nachts schlafe ich."

6:45 Uhr: Selma und Alexander noch mal wecken. Frühstück machen.

7:00 Uhr: Selma und Alexander zum Frühstück rufen.

7:01 Uhr: Selma und Alexander noch mal wecken.

7:05 Uhr: Selma und Alexander darum bitten, sich auch bitte anzuziehen. Speziell an Selma: Haare kämmen. Sonst knotig. Wenn knotig, dann ab. Würde ich nie machen, ist aber die einzige Drohung, die zieht.

7:10 Uhr: Selma wieder hochschicken. Haare kämmen. Alexander wieder hochschicken. Nur im Unterhemd zur Schule geht nicht.

7:15 Uhr: Frühstück.

7:20 Uhr: Selma und Alexander darum bitten, sich nicht andauernd unterm Tisch zu treten.

7:21 Uhr: Selma darum bitten, Alexander nicht damit zu drohen, ihm gleich eine zu scheuern.

7:22 Uhr: Alexander darum bitten, Selma nicht permanent „blödes Baby" zu nennen.

7:30 Uhr: Selma und Alexander darum bitten, Essen und Trinken einzupacken, Schuhe und Jacke anzuziehen.

7:31 Uhr: Schlüssel suchen.

7:32 Uhr: Lennert bei der Arbeit anrufen und ihn fragen, ob ich meinen Schlüssel schon wieder versehentlich in seinem Auto habe liegen lassen. Nein. Hab ich nicht.

7:33 Uhr: Schlüssel gefunden. Lag da, wo er immer liegt.

7:34 Uhr: Alle ins Auto.

7:35 Uhr: Alexander reinschicken. Sporttasche holen.

7:36 Uhr: Selma reinschicken. Schuhe anziehen.

7:37 Uhr: Selber noch mal rein reingehen. Fenster waren noch auf. Essen und Trinken der Kinder mit rausgebracht.

7:45 Uhr: Vergessen, Tasche zu packen. Kalender suchen. Wer ist überhaupt dran heute?

7:55 Uhr: Los geht's.

8:00 Uhr: Quietschend vor der Schule halten. Schulgong läutet. „RENNT! TSCHÜSS!"


8:15 Uhr: Ankunft bei Jill. Schwanger in der 30. Schwangerschaftswoche. Beim Gynäkologen gab's Wehen auf dem CTG. Gibt's in der Zeit eigentlich fast immer. Kind wächst, Gebärmutter auch. Geht nur, wenn der Gebärmuttermuskel auch wächst. Wächst nur, wenn er sich zusammenzieht. Schwangerschaftswehe. Jill ist dünn, man sieht also jedes Wehchen. Sie merkt nichts. Der Gynäkologe möchte trotzdem, dass ich ein CTG schreibe. Klar. Gern. CTG läuft, sieht gut aus. Jill hat Sodbrennen. Ob ich da nicht „'ne Nadel oder so" für hätte. Klar, hab ich. Pieks, pieks, sitzt. „Tut's weh?" „Nö." Gut.

8:35 Uhr: CTG ist immer noch schön. Schöner wird's nicht. Ich mach's ab. Nadeln raus. „Tschüss, bis Donnerstag zum Kurs dann!"

8:36 Uhr: im Auto. „Bingbingbingbing". Drei Kurznachrichten. Eine von Elvira. Ob sie sich in der Schwangerschaft die Haare färben dürfe. Klar. Wenn sie keine offenen Stellen auf der Kopfhaut hat und das ein Friseur macht, geht das schon.

Die nächste ist von Mike. Corinna sei total platt und geschafft. Morgen würden sie nicht zum Kurs kommen. Okay. Frohes Chillen.

Die nächste ist von Eric. Cindy möchte abstillen. Wie das am besten geht? Ich rufe Cindy an, sage ihr, sie solle noch mal eine Nacht drüber schlafen und dann käme ich morgen.

8:45 Uhr: Ankunft bei Greta. Ihre Tochter Helen „macht immer so Zicken an der Brust". Die Brustwarzen tun ihr auch doll weh. Greta hat den Babyblues und muss immer losheulen. Auch das noch. Helen hat super zugenommen, ist nun in der dritten Lebenswoche und einfach gerade in einer Wachstumsphase. Ich zeige Greta, nachdem ich sie erstmal ordentlich in den Arm genommen habe, wie man Helen puckt, gucke mir an, wie Helen an die Brust geht (deutlich besser), „Schultern runter und weiteratmen", akupunktiere Helen, damit die Brustwarzenschmerzen – und der Herzschmerz - besser werden. Besser? „Ja. Viel besser. Wann sehen wir uns wieder?" „Nächste Woche Dienstag selbe Zeit?"

9:30 Uhr: im Auto. „Bingbingbingbing". Zwei Kurznachrichten. Eine von unbekannt. Schwangere sucht eine Hebamme. Ist in der 39. Schwangerschaftswoche. Über eine rasche Antwort wäre sie sehr froh. Rufe sie an und teile ihr mit, dass ich aktuell leider niemanden mehr aufnehmen kann. Aber meine Kollegin Sandra hat wahrscheinlich noch Kapazitäten.

Nächste Nachricht ist von Eric. Cindy hat sich nach meinem Telefonat überlegt, doch heute noch unbedingt abstillen zu wollen. Und nicht bis morgen zu warten. Sie ist zu ihrem Frauenarzt gegangen und hat sich Abstilltabletten aufschreiben lassen. In der Packungsbeilage steht aber, dass das sehr auf den Kreislauf gehen kann. Ob sie das wirklich nehmen solle. Rufe Cindy an. Empfehle ihr gutsitzenden BH, Ruhe, Pfefferminztee, Brust kühlen, weniger anlegen, Brust ausstreichen und Retterspitzumschläge.

10:00 Uhr: Ankunft bei Heike. Heike ist sehr aufgeregt. Morgen soll die Geburt ihres Kindes eingeleitet werden, denn der Gynäkologe hat gesagt, es wiegt wahrscheinlich schon 4,5 Kilo. Heike ist in der 38. Schwangerschaftswoche. Er wolle da nichts riskieren. Heike möchte eine psychisch ausgleichende Akupunktur bekommen. Gern. Piekspiekspieks. Sitzt. „Tut's weh?" „Nö." Gut. Erkläre ihr, dass es in ihrem Ermessen liegt, eine weitere Meinung zu dem Thema einzuholen. Ihr Bauch sieht nicht übermäßig groß aus für dieses Schwangerschaftsalter. „Besser?" „Ja, viel besser."

10:45 Uhr: im Auto. „Bingbingbingbing". Eine Kurznachricht. Von Eric. Cindy möchte doch nicht abstillen. Ob das okay sei. Frage mich, warum das nicht okay sein sollte.

11:30 Uhr: Ankunft außerhalb des Landkreises (Hebammen sind wirklich Mangelware). Vorgespräch mit Susanne. Susanne ist in der 26. Schwangerschaftswoche. Sie erzählt mir, dass vor mir bereits zwei Hebammen bei ihr waren und sie nach mir auch noch drei „angucken" will. Wenn ich das vorher gewusst hätte. Ich erhebe Susannes Anamnese und bitte sie, mir innerhalb der nächsten Woche Bescheid zu geben, welche Hebamme das Casting nun gewinnen würde.

12:45 Uhr: Im Auto. „Bingbingbingbing". Zwei Kurznachrichten. Eine ist von Heike. Sie war noch mal bei einem anderen Arzt, der sie spontan „zwischenschieben" konnte. Im Krankenhaus „praktischerweise". Der hat wohl ein ähnliches Kindsgewicht festgestellt. Außerdem findet er ihr Becken viel zu schmal für „diese Rumsmurmel". Viel zu riskant, da länger zu warten. Sie würde jetzt bereit gemacht werden für einen Kaiserschnitt. Oh Gott. Waren die noch zu retten? Sie hätte da jetzt auch große Angst und wolle da ebenfalls nichts riskieren. Sie würde sich dann melden, wenn das Kind da wäre.

Die andere ist von Eric. Cindy wolle wissen, ob es auch okay sei, dem Kind zwei Mal täglich die Flasche zu geben. Und nachts auch. Rufe Cindy an und frage sie, ob sie stillen möchte oder nicht. „Ja, ach, weiß auch nicht. Eric hat Angst, dass meine Brüste zu doll ausleiern. Der soll mich doch attraktiv finden!" Bespreche mit ihr, dass ich morgen vorbeikäme.

13:30 Uhr: Ankunft bei Sarah. Ihr Kind schreie immer so. Gut, dass wir sowieso einen Wochenbettbesuch für heute vereinbart hatten, da könne ich gleich mal gucken. Das Baby scheint einen fetten Leistenbruch zu haben. „Ich dachte, dass wären seine Hoden?" Nee. Die sind im Hodensack. Schicke sie direkt zum Kinderarzt.

14:00 Uhr: Im Auto. „Bingbingbingbing". Drei Kurznachrichten. Die erste ist von Heikes Mann Nils. „Hurra, unser Sonnenschein ist da.

Miah musste per Kaiserschnitt geholt werden. Sie wiegt 3.200 g!"
Ich möchte kurz ins Lenkrad beißen.

Die zweite ist von Eric. Cindy möchte den Termin für morgen absagen. Sie meldet sich dann wieder. Rufe Cindy an. Sie geht nicht ran. Spreche ihr drauf, sie möchte sich bitte bei mir melden.

Die dritte ist von Samira. Ob ich Nestchen im Kinderbett gut fände. Schreibe ihr kurz zurück, dass wir das morgen im Kurs besprechen.

Rufe kurz zu Hause an. Alexander und Selma müssten mittlerweile zurückgekommen sein. Sind sie. Machen Hausaufgaben. Klasse.

14:10 Uhr: „Bingbingbingbing". Kurznachricht von Cindy. „Sorry wegen morgen. Ich still jetzt doch ab. Eric will das so. Ich muss mich ja auch irgendwie nach ihm richten. Ich melde mich dann." Gut.

14:30 Uhr: Ankunft zu Hause. Esse mit Selma und Alexander. Hausaufgaben sind fertig. Immerhin.

15:00 Uhr: Bringe Alexander zum Sport und Selma zu ihrer Freundin. Anschließend Blick aufs Handy. „Bingbingbingbing". Kurznachricht von Luisa und Jan aus meinem Geburtsvorbereitungskurs. Sie würden dringend eine Hebamme für die Nachsorge benötigen. Die, die das eigentlich machen sollte, macht's aus irgendeinem Grund doch nicht. Sie wüssten, dass ich niemanden mehr aufnehmen würde, aber Jan würde auch versuchen, so gut zu riechen wie Andreas aus dem Kurs. (Der hat echt ein geiles Parfum.) Unter diesen Umständen ... Na gut.

15:15 Uhr: Räume auf, wasche Wäsche, sauge durch.

16:30 Uhr: Hole Alexander und Selma wieder ab.

16:45 Uhr: Anruf. Ist eine Schwangere, die morgen Entbindungstermin hat. Ob ich noch Frauen aufnähme. „Tut mir leid, nein. Aber meine Kollegin Sandra wahrscheinlich noch. Ihre Nummer ist: ..."

17:00 Uhr: Bereite meinen morgen neustartenden Rückbildungskurs vor. Versichertenbestätigungen ausdrucken usw.

17:30 Uhr: Anruf. Ist eine Schwangere. Sie ist in der 13. Woche, erstes Kind und sucht eine Hebamme. Ob ich noch Kapazitäten hätte. Ja. Hab ich. Vereinbare mit ihr einen Termin für in zwei Wochen.

18:00 Uhr: Lennert kommt von der Arbeit. „Hi! Wie war dein Tag?" – „Ach, frag nicht." Babysitter einweisen. Umziehen und ab zum Italiener.

18:20 Uhr: Im Auto. Auf dem Weg ins Restaurant. „Bingbingbingbing". Kurznachricht von Cindy. Ob ich sie kurz mal anrufen könne. Kann ich. Mach ich. „Kannst du vielleicht morgen doch kommen? Ich weiß gar nicht, was ich machen soll wegen dem Abstillen oder wegen dem Weiterstillen. Könntest du vielleicht auch JETZT kommen? Du hast doch bestimmt schon Feierabend und nichts mehr zu tun, oder?" Ich sage ihr, dass ich jetzt Feierabend habe – „eben" – und deswegen erst morgen vorbei schauen werde und sie bis dahin ruhig auf ihr Gefühl hören soll. Und nicht auf den Tittenfreak.

Kurzum: Ja. So ein „Arbeitstag" ist schon meeeeegachillig. Yeah.

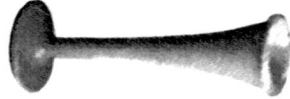

*„Krass. Da brauchen Sie bestimmt einen All-inclusive-Vertrag für Ihr Smartphone bei den ganzen Nachrichten, oder?", fragte Ole.*

*„Stimmt das? Dass Hebammen Mangelware sind? Haben Sie doch gesagt. Ist das wirklich so?", interessierte sich Vanessa.*

# Wie geht es weiter?

Ich sagte es schon, das wird schwierig werden in Zukunft mit uns. Beziehungsweise für uns. Die Haftpflichtversicherungen werden teurer und sollen in absehbarer Zeit auslaufen.

Was wird dann passieren? Dramatisch ausgedrückt ist es dann so, dass es keine freiberuflichen Hebammen mehr geben wird. Und dann? Dann wird es keine Geburten zu Hause mehr geben, bei denen Hebammen für zu Hause dabei sind. Es wird keine Hausbesuche mehr geben. Keine Hebamme kommt zu den Frauen nach Hause und akupunktiert mal eben gegen Sodbrennen, macht eine

Bauchmassage für eine bessere Rückbildung oder bessere Verdauung. („Ich kann seit fünf Tagen nicht mehr kacken! Aber mit meinem Freund kann ich darüber nicht reden. Der macht direkt Schluss mit mir. Der findet das zu eklig.")

Es wird keine Hebamme mehr den Frauen zu Hause gut zureden und sie in ihrem Frau-und-Mutter-Dasein bestärken können. Ein verschleppter Milchstau wird zur Brustentzündung, und dann wird das Krankenhaus aufgesucht. Wenn es nicht schon vorher wegen irgendeiner Kleinigkeit aufgesucht wurde, die man während eines Hausbesuches prima hätte besprechen und relativieren können. Das Krankenhaussystem wird somit noch überlasteter sein als zuvor und zusammenbrechen.

Es wird keine Geburtsvorbereitungskurse mehr geben. Keine Schwangerenvorsorgen mehr mit Raum und Platz für Fragen.

Ich sehe da wirklich ein Problem. Von der Arbeitslosigkeit der freiberuflichen Hebammen mal ganz abgesehen.

Der vertrauensvolle, sichere Start ins Leben wird erschwert – und das ist doch furchtbar!

Frauen, die ein Kind verloren haben, können keine Hebamme mehr zu sich nach Hause bitten. Ihre persönlichsten Fragen, die sie ihrem Mann schon nicht mehr stellen wollen, weil der sie schon tausend Mal gehört hat und immer noch nicht beantworten kann, bleiben ungehört.

Protestbewegungen sind überall zu beobachten, und das stärkt uns den Rücken. Dafür sind wir alle wirklich sehr dankbar. Jede Petition, jede Demonstration, jeder solidarische Facebookpost, jedes fassungslose „Aber das darf doch nicht sein!" zeigt, was für ein Notstand da auf die Menschheit wirklich zukommt.

Ich wünsche mir – und das tun wir Hebammen alle –, dass am Ende doch alles irgendwie gut wird, denn sonst wird es in einigen Jahren heißen: „Damals, als es noch Hebammen gab …"

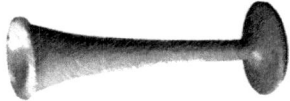

„Sind Sie dann arbeitslos? Sie könnten doch dann als Lehrerin arbeiten, oder?", fragte Melanie.

„Nee. Da stecke ich mich lieber in Brand."

„Was kann man denn machen, dass die Hebammen nicht aussterben?"

„Tja. Was kann man da machen? Unbequem sein und bleiben. Demonstrieren. Petitionen unterschreiben. Eine Haftpflichtversicherung finden, die uns zu bezahlbaren Konditionen versichert, vor allem erstmal. Streiken. Weiter arbeiten und weiter beweisen, dass wir gute und wertvolle Arbeit leisten. Nicht aufgeben."

„Und wenn das nicht hilft?"

„Ja dann ... Beten vielleicht. Oder ein Buch schreiben."

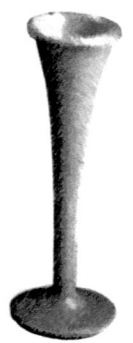

# Danke

... meinem süßen Ehemann und meinen tollen Kindern, die mich trotz meines zeitaufwändigen Berufes immer noch lieben und mich noch nicht rausgeschmissen haben. Ich liebe euch!

... meinem Vater, „Mon Dieu".

... meiner Mutter, die mich immer wieder erfolgreich an alternative Heilmethoden heranführt, und die einfach ein so liebes, großes Herz hat.

... meiner Schwester, die ich während Schwangerschaft und Wochenbett betreuen durfte. Das war mir eine große Ehre. Ich hab dich lieb.

... meiner Lieblingsschwägerin für jedes „Wird schon".

... meiner Freundin Hella, mit der ich insgesamt bestimmt schon 25.000 Liter Kaffee in unserer Küche vorm Fenster getrunken habe.

... meiner Lehrerinnen-Freundin Christiane, mit der ich jeden Montag eine Stunde Klatsch und Tratsch austauschen darf. MUSS SEIN! SCHON gebucht!

... meiner Freundin Maja, die ich für ihre lebensrettende Struktur bewundere. („Jeden Morgen sauge und wische ich einmal durch. Das brauche ich.")

... meiner lieben Ach-Egal-Freundin. Wenn ich könnte, würde ich dir dieses Buch auf einer Serviette drucken lassen.

... meiner Bei-ihr-mach-ich-Urlaub-Freundin für jedes „furchtbar".

... meinen tollen Kolleginnen Gerlinde (dem Kommissar), Ida (dem Profi), Madita (der Starken), Milla (der Sportlichen) und Sandra (der herrlich Ehrlichen).

... Michelle. Für die Zungen-Puls-Diagnostik. FLAPP BEOING.

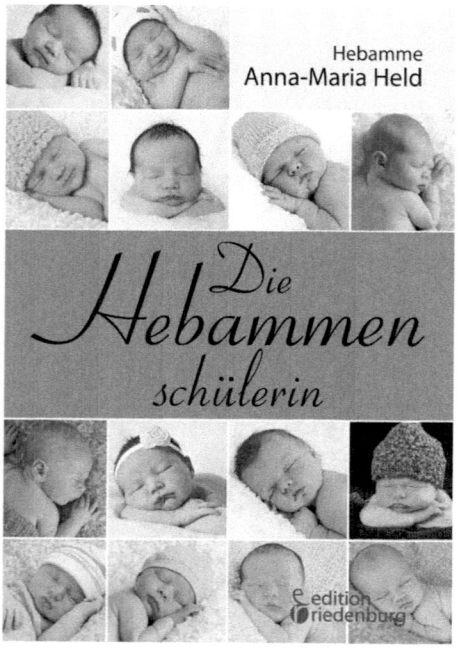

Hebamme
Anna-Maria Held

Die
Hebammen
schülerin

edition
riedenburg

Geschafft! Als zweifache Mutter darf Anna-Maria wieder die Schulbank drücken. Doch die theoretische Ausbildung an der Hebammenschule ist nur die halbe Miete. Denn jetzt heißt es, im Kreißsaal werdenden Müttern Mut zu machen und sich gegen internes Gezicke durchzusetzen. Hebamme zu werden ist Anna-Marias Herzenswunsch – wären da nicht die vorgeschriebenen Praktika im OP und andere Hürden ...

*„Die Untersuchung erwies sich als sehr mühsam, weil der Muttermund Richtung Rücken lag, ich aber seine Länge abschätzen musste. Das war natürlich recht unangenehm für die Frau, jedoch unumgänglich. ,Der Muttermund liegt bestimmt in der Nähe vom G-Punkt, oder?', fragte mich der Mann. ,Ich muss den nämlich auch (!) immer sehr suchen, das dauert oft ewig! Ist immer ein ziemliches Gewühle!' Der Frau war das ziemlich peinlich. Ich schämte mich fremd. Dann sammelte ich mich kurz, bevor ich meinen Untersuchungsbefund präsentieren konnte."*

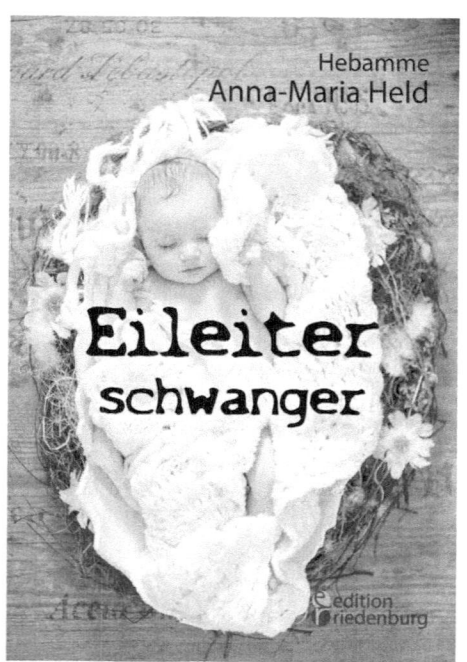

Hebamme
Anna-Maria Held

Eileiter
schwanger

edition
riedenburg

Für Anna-Maria und ihren Mann Lennert ist die Familienplanung mit zwei lieben, gesunden Kindern bereits abgeschlossen. Doch dann passiert es, und Anna-Maria ist schwanger. Eileiterschwanger. Auf einmal wird die Hebamme selbst zur Patientin und wechselt die Perspektive. Das Schicksal trifft sie doppelt hart, denn beim notwendigen operativen Eingriff erleidet Anna-Maria nicht nur den unausweichlichen Schwangerschaftsabbruch, sondern büßt auch einen gesunden Eileiter ein.

*„Dann begann die Heulerei und es heulte von ganz allein. Ich rief Lennert an, erzählte ihm kurz mit meinem Narkosekopf, was los war. OP fertig, ich wieder wach, linker Eileiter raus, alles doof. Mehr ging nicht. Und weil ich so am Heulen war, wollte ich auch nicht, dass Lennert mit den Kindern kam. Die hätten das überhaupt nicht verstanden. Denn wegen ,eines Blinddarms' heult man eigentlich nicht."*